JN016917

大人の
食物アレルギー
必携ハンドブック

編著 **永田 真**

埼玉医科大学医学部呼吸器内科教授
埼玉医科大学病院アレルギーセンター長

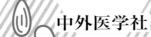

中外医学社

●執筆者一覧 (執筆順)

永田　　真	埼玉医科大学呼吸器内科 教授・アレルギーセンター長
伊藤　　潤	中村橋いとう内科クリニック 院長／順天堂大学呼吸器内科 非常勤講師
堀向健太	東京慈恵会医科大学葛飾医療センター小児科 助教
矢上晶子	藤田医科大学ばんたね病院総合アレルギー科 教授
今井孝成	昭和大学医学部小児科学講座 教授
海老澤元宏	国立病院機構相模原病院臨床研究センター長
正木克宜	慶應義塾大学医学部呼吸器内科 助教
近藤康人	藤田医科大学ばんたね病院小児科 教授
鈴木慎太郎	昭和大学医学部内科学講座呼吸器・アレルギー内科学部門 准教授
佐藤さくら	国立病院機構相模原病院臨床研究センターアレルギー性疾患研究部 部長
長瀬洋之	帝京大学医学部内科学講座呼吸器・アレルギー学 教授
山口正雄	帝京大学ちば総合医療センター第三内科（呼吸器）教授
中込一之	埼玉医科大学呼吸器内科 教授・アレルギーセンター
杣　　知行	埼玉医科大学呼吸器内科 教授・アレルギーセンター・予防医学センター
猪又直子	昭和大学医学部皮膚科学講座 主任教授
福冨友馬	国立病院機構相模原病院臨床研究センター臨床研究推進部 部長
千貫祐子	島根大学医学部皮膚科学講座 准教授
宮野恭平	埼玉医科大学皮膚科 講師・アレルギーセンター
内田義孝	埼玉医科大学呼吸器内科 准教授・アレルギーセンター
板澤寿子	埼玉医科大学小児科 准教授・アレルギーセンター 副センター長
原田　　晋	はらだ皮膚科クリニック 院長
足立厚子	足立病院皮膚科・アレルギー科 部長
関谷潔史	国立病院機構相模原病院アレルギー科・呼吸器内科 部長

序

　現代の日本で大きな社会的な問題となっているのが，今や21世紀の国民病とも
いわれるアレルギー疾患です．そのなかで喘息や花粉症については局所ステロイ
ド薬などの対症薬物療法の普及が進み，さらに原因療法であるアレルゲン免疫療
法が国際社会並みに普及を見せ始め，そして重症例では生物学的製剤が活用可能
です．アトピー性皮膚炎についても各種の非ステロイド系外用療法の開発の進展
がみられ，そして経口薬をも含めた各種の分子標的治療が福音となってきていま
す．そのような状況のなかにおいても，わが国で非常に大きな脅威となってきて
いるのが食物アレルギーであり，近年では特に成人領域での激増状態が注目を浴
びている状況です．

　成人の食物アレルギーには小児からの持ち上がり症例がベースに存在すること
に加えて，成人に特徴的な生活条件のもとに，あるいは成人で特に多く発症する
パターンの症例が無数にみられます．これらの多くはプライマリ・ケアの場でご
対応いただいていることと思われますが，実のところ正確診断が困難な症例も多
く，そして特に臨床的な偽陽性が多いマルチスクリーニング検査などの結果か
ら，不適切な回避指導が行われていることも少なくありません．本邦における成
人の食物アレルギー診療の底上げは，今後これらがさらに増加することが予期さ
れる状況のなか，必須の急務とも言えようかと思われます．そこで今回，広く成
人の食物アレルギーについての必須知識を普及させる目的において，軽量でコン
パクトな，そして何よりわかりやすく使いやすいマニュアル的ハンドブックを作
成させていただくことになった次第です．本ハンドブックを，広く日本の成人ア
レルギー診療向上のためにお役立ていただけることを，企画編者として切に望む
ところでございます．

　　2024 年 2 月

　　　　　　　　　　　　　　　　　　　　　　　　　　永田　真

CONTENTS

4 知っておくべき大人の食物アレルギー

1 成人の食物アレルギー診療の基本的重要ポイント

エッセンス

 成人領域においても食物アレルギー診療の重要性が増大している.

 小児食物アレルギーからの持ち上がりと, 成人発症の臨床病型に大別される.

 成人発症には職業性, スキンケアや化粧品関連, また動物飼育に関連するものが含まれる.

 喘息や花粉症など他の一般的アレルギー疾患における合併症としても高頻度である.

 成人では適切な最小限の回避指導と, アナフィラキシーの予防・管理が重要である.

　成人食物アレルギーが大きな社会問題となってきている. 一般に本邦の成人人口の数%で食物と関連するアレルギー様症状が問題となると考えられる. 背景には当然ながら難治性の小児食物アレルギーの持ち上がりがあるが, 一方で成人になってから発症する特徴的な臨床病型も重要である.

1　小児食物アレルギーと成人食物アレルギーの相違点

● 一般に小児での食物アレルギーは鶏卵, 牛乳, 小麦が代表的と認識されてきたが, 近年は木の実, 果物, 魚卵なども増加している.

● 小児で寛解しなかった食物アレルギーが持ち上がってくれば, 一般に成人してからの寛解の可能性は低い.

● 成人ではこれらの持ち上がり例に加えて魚類, 甲殻類なども多い.

- 成人での新規発症の食物アレルギーには特徴的な発症様式がみられる.
- 職業性のものとして，ラテックスゴム手袋使用職での果物アレルギー，魚の調理者などでの魚アレルギーや，エステティシャンなどでみられるスキンケア製品含有食物関連成分のアレルギーなどがある.
- 美容・化粧品関連のものとしては口紅などでのコチニールアレルギー，はちみつや天然フィッシュコラーゲンなどのスキンケアからの感作などがある.
- 動物飼育と関連するものとして，ネコ飼育での豚肉アレルギー，イヌ飼育で多い牛肉アレルギー，鳥飼育での鶏卵アレルギーが知られる.
- その他，成人ではマリンスポーツ愛好家での納豆アレルギー，またアニサキスアレルギーなどに注意を要する.

2　一般的アレルギー疾患と成人食物アレルギーの合併

- 花粉症や喘息，アトピー性皮膚炎など高頻度のアレルギー疾患で，しばしば成人の食物アレルギーが併存している.
- 成人食物アレルギーでみられる最もありふれた病型は，各種の花粉症でみられる食物との交差反応，いわゆる花粉-食物アレルギー症候群である.
- たとえばカバノキ（シラカンバ，ハンノキ）花粉症では果物・種実類・豆乳などのアレルギーがみられ，特にハンノキは本州で広域に存在しており注意を要する.
- 花粉-食物アレルギー症候群は口腔アレルギー症状を示すものが多いが，一部がアナフィラキシーを生じえる.
- 花粉-食物アレルギー症候群は一般に当該花粉の飛散時期に症状が出やすくなる．また花粉アレルゲンへの曝露はアナフィラキシー誘発の促進（増強）因子ともなるので注意を要する.
- わが国の喘息では家塵ダニアレルギーが多いが，ダニの混在した小麦粉などによる調理品で生じる経口ダニアナフィラキシーが注目を浴びている.
- 成人喘息患者で罹病期間が長かったり，喫煙歴があると低肺機能化していることがあり，この場合はアナフィラキシーを生じた場合の事態が深刻となる可能性があるため，喘息自体の管理も重要となる.
- 食物アレルゲンが喘息を悪化させる可能性が指摘されている．たとえばソバアレルギーではソバをゆでた蒸気でも喘息は増悪しえる.
- アトピー性皮膚炎での皮膚バリア障害の存在は，食物の経皮感作を誘導しやすくなる可能性があることから，スキンケアなど皮膚の状態の安定化も重要となる.

- 小児での不適切な食物回避指導では発育に対する問題などが指摘されるが，成人においても，生活の質（QOL）の保持などの視点も含め，正確で適切な回避指導がきわめて重要である．

- 家族のなかでは調理を担当する主婦らに発生することは多く，この場合は家族全体の食生活に影響を与えることがあるため，診断の正確さが求められる．

- アナフィラキシーに至れば救急受診，入院あるいは最悪の場合に死亡のリスクがありえるが，主たる働き手の場合には家族の経済的状況にも大きな打撃を与えることとなる．

- 特異的 IgE 抗体が陽性であることのみで食物を回避させる指導がみられるが，これは多くの場合不適切である．

- 成人に多い魚アレルギーの場合，実際にはヒスタミン中毒あるいはアニサキスアレルギーであることも多く，鑑別診断とそれに基づく適切な指導が患者の QOL を守る．

- 食物依存性運動誘発アナフィラキシーの場合，通常食べられていれば食後4時間の運動回避，運動する場合は前4時間の当該食物回避で管理可能なことが多い．

- 一部の症例ではアレルゲン感作を起こした行為の中止で病態が改善する可能性がある．たとえば鳥飼育による鶏卵アレルギーも鳥飼育の断念で摂食できるようになる場合がある．

- 職業性の場合には職場環境の調整が重要であるが，場合により配置や職業そのものの転換を指導せざるを得ない例がある．

- アナフィラキシーを生じた例ではアドレナリン自己注射（エピペン®）の処方と，その適切な使用のための指導が重要である．

- アナフィラキシー経験者では，運動をはじめ，成人につきものの飲酒，過労・ストレス，また酸性非ステロイド性抗炎症薬（NSAIDs）などアナフィラキシーの促進（増強）因子の重複回避の指導が重要である．

- 各病態を適切に診断し，患者の QOL を保ちつつ生命を確実に守る適切な管理を心がける．

〈永田　真〉

1 問診に必要な重要知識

エッセンス

 成人食物アレルギーの原因は多彩であり，各症例に適した問診情報の入手が必要である．

 経腸管感作だけでなく経気道感作，経皮感作の可能性を想定する．

 感作アレルゲンと，症状を誘発する曝露アレルゲンが異なる例があり注意を要する．

 加熱や消化酵素による安定性や不安定性を考慮する．

 症状出現時の誘発因子，増強因子について充分に問診する．

 微量の含有成分や見た目と原材料が異なる食品も原因となることに注意する．

 頻度の高いアレルゲンについては情報を聞き落とさないよう心がける．

 摂取後から発症までの時間にも注意する．

 皮膚所見の範囲や形状を考慮する．

 原因となるアレルゲンコンポーネントに関しても注意する．

1 経腸管感作だけでなく経気道感作，経皮感作の可能性を考慮する

1）経気道感作により発症する食物アレルギー

- 花粉-食物アレルギー症候群 pollen-food allergy syndrome（PFAS）は経気道

的に感作した花粉と，交差反応を示す果物や野菜が食物アレルギーを起こす．花粉症が出現する時期を詳細に問診する必要がある．

- 喘息や通年性アレルギー性鼻炎の主要アレルゲンであるダニが関与する経口ダニアナフィラキシー（パンケーキ症候群）oral mite anaphylaxis（pancake syndrome）は，経気道的にダニ感作が成立している患者がダニの混入した粉製品を摂取して生じる．
- 摂食によるアレルギーではないが，パン製造業，菓子製造業，製粉業で経気道的に小麦に感作される baker's asthma があり，注意を要する．
- ペットなどのアレルゲンの経気道感作は獣肉アレルギー（アルブミンアレルギー）を生じえる．Pork-cat syndrome ではネコの血清アルブミン Fel d 2 による感作で，豚・牛・羊などの肉類での食物アレルギーをきたす．
- Bird-egg syndrome は長期に鳥を飼育していることで羽毛や糞に含まれる血清アルブミン（Gal d 5）に経気道的感作し，鶏肉や鶏卵摂取により食物アレルギーをきたす．
- 小麦依存性運動誘発アナフィラキシー wheat-dependent exercise-induced anaphylaxis（WDEIA）でω-5 グリアジン特異的 IgE 検査が陽性でない場合は，イネ科花粉の経気道感作が原因のことがある．

2）経皮感作により発症する食物アレルギー

- 手湿疹，アトピー性皮膚炎など皮膚疾患がある患者は経皮感作が起きやすいため，皮膚疾患の有無を確認すべきである．
- ラテックス-フルーツ症候群はラテックス（天然ゴム）手袋を頻回に使用する医療従事者や医療処置を頻回に受ける患者に多く，ラテックスの経皮感作によって，交差反応を示すバナナ，キウイ，クリ，アボカド，などのフルーツ摂取時にアレルギー症状をきたす．
- 調理師や食物を扱う業務に従事している人は，扱っている食物に経皮的に感作されて食物アレルギーを発症することがある．
- 2011 年に社会問題になった，旧"茶のしずく"石鹸による加水分解小麦によるアレルギーは，経皮感作で発症した．食物由来成分を含んだスキンケア製品などの使用を問診する．
- そのほか化粧品，ボディークリーム，ヘアケア製品などに含まれる植物 / 食物由来成分への経皮感作で起きる食物アレルギーに，スパイスアレルギーやコチニール色素アレルギーなどがある．

- 納豆アレルギーはクラゲ刺傷の際に poly-γ-glutamic acid（PGA）に感作されて生じる経皮感作のアレルギーであり，マリンスポーツなどの趣味などについての確認を要する．
- マダニ咬傷によってマダニの唾液の成分である galactose-α-1,3-galactose（α-Gal）に経皮的に感作され，牛肉を中心とした獣肉アレルギー（α-Gal アレルギー）やカレイの卵の食物アレルギーが生じえる．イヌが野山などからマダニを持ち帰ることでマダニ咬傷を起こすことがあるため，イヌ飼育を確認する．

3）経腸管感作の食物アレルギー

- 脂質輸送タンパク lipid transfer protein（LTP），ジベレリン制御タンパク gibberellin-regulated protein（GRP）のアレルギーは経腸管感作による．
- アニサキスアレルギーは経腸管感作による．
- ω-5 グリアジンが陽性となる WDEIA の多くは経腸管感作による．

2 感作と曝露のアレルゲンが異なる可能性を考慮する

- 成人の食物アレルギーではクラス 2 アレルギー（感作アレルゲンと曝露アレルゲンが異なり，交差抗原性が病態となるアレルギー）の割合が高く，留意する必要がある．
- PFAS では花粉症が先行し，交差反応を示す食物に生じる食物アレルギーである．カバノキ科（ハンノキ，シラカンバなど）花粉と，バラ科果物（リンゴ，モモ，サクランボなど）やマメ科（大豆，ピーナッツ）では，pathogenesis-related protein-10（PR-10）ファミリーでの交差反応が起きる．イネ科（カモガヤ，オオアワガエリなど）花粉およびキク科（ブタクサなど）花粉とウリ科果物（メロン，スイカなど）や，キク科（ヨモギ）花粉とセリ科野菜（セロリ，ニンジンなど）では，プロフィリンでの交差反応が生じる．
- イネ科花粉の経気道感作による WDEIA の場合はω-5 グリアジンの検査感度が低下することは重要である．
- ラテックス–フルーツ症候群はラテックス（天然ゴム）製品で感作されるが，バナナ，キウイ，クリ，アボカドなどのフルーツ摂取時に食物アレルギー症状が出現する．
- マダニ咬傷によりマダニの唾液成分であるα-Gal の感作があると，α-Gal を含む獣肉やカレイの卵のアレルギーを生じえる．
- なお LTP や GRP などの経腸管感作は感作アレルゲンと曝露アレルゲンが同じ

クラス1アレルギーである.

3 加熱や消化酵素による安定性・不安定性を考慮する

- 加熱により摂取が可能になる果物のアレルギーは PR-10 やプロフィリンが原因であることが多く,経気道感作や経皮感作の可能性が高い.
- 大豆アレルギーでは豆乳＞おぼろ豆腐,もやし＞冷奴,枝豆,湯葉＞湯豆腐＞油揚げ＞味噌,醤油,煮豆,納豆といった順で,調理・加工によってアレルゲン活性が低下する.
- 加熱しても症状が出る食物アレルギーは,加熱や消化酵素による変化を受けにくい LTP,GRP などによる経腸管感作の可能性が高い.
- アニサキスおよびソバのアレルゲンは加熱による変化が乏しい.
- 甲殻類,貝類,軟体類などに含まれるトロポミオシンは加熱による変化が乏しいため,摂取した食品だけでなく,オイスターソース使用の有無などについても問診する必要がある.
- Bird-egg syndrome の原因アレルゲンである Gal d 5 は加熱変性するため,鶏卵を充分に加熱した場合は症状が誘発されなくなる.

4 誘発因子,増強因子を忘れずに問診する

- 花粉症,アトピー性皮膚炎,喘息などアレルギー疾患の有無を確認すべきである.
- 同じ食物を摂取しても運動,飲酒,薬物内服〔非ステロイド性抗炎症薬(NSAIDs),降圧薬,抗うつ薬,睡眠薬〕などアレルギー症状を増強する因子の有無で,症状が出るときと出ないときがある.これら co-factor の介在を確認することは問診において重要である（第2章の6,p.31の図2を参照）.
- 花粉が関与する場合にはシーズンによって症状が出やすい時期,抗ヒスタミン薬などの内服によって症状がマスクされやすい例がある点に注意が必要である.

5 微量の含有成分や,見た目と原材料が異なる食品があることを考慮する

- 発症数や重篤度から特定原材料8品目〔えび,かに,くるみ,小麦,そば,卵,乳,落花生（ピーナッツ）〕に表示が義務付けられている.
- 特定原材料に準ずるものとして20品目に表示の推奨がなされている（アーモン

ド，あわび，いか，いくら，オレンジ，カシューナッツ，キウイフルーツ，牛肉，ごま，さけ，さば，大豆，鶏肉，バナナ，豚肉，まつたけ，もも，やまいも，りんご，ゼラチン．なお，まつたけは削除され，マカダミアナッツが追加される予定である）．

- 大豆が由来のソイミート，スケトウダラのすり身が主であるカニカマなどのフェイクミートには注意する必要がある．
- 人工甘味料（エリスリトールなど）によるアレルギーも考慮して問診する必要がある．

6 頻度の高い原因を見落とさない

- 年齢によって症状が出やすいアレルゲンが異なることに留意する．乳児・幼児早期の即時型食物アレルギーの主な原因である鶏卵，牛乳，小麦の多くは加齢とともに耐性を獲得するが，重症例などを中心に持ち越し例がみられる．大人の食物アレルギーで高頻度のものは小麦，果物，大豆（豆乳，枝豆，もやしなど），甲殻類，木の実，スパイス，アニサキスがある．
- 頻度は高くないが見落としてはいけないものに，納豆，コチニール色素，獣肉，エリスリトール（人工甘味料），ダニで汚染された食品（味のついた粉もの）がある．
- 魚料理を食べて症状が出現したエピソードがある場合にはアニサキスアレルギーの鑑別は必須である．またヒスタミン中毒（スコンブロイド食中毒）の可能性も鑑別する必要がある．

7 摂取後から症状出現までの時間で鑑別が変わる

- 症状が出る前の 24 時間以内に飲食したものすべてを問診することが望ましい．
- 最も典型的な病型は即時型アレルギーであり，通常は 2 時間以内に症状をきたす．
- 口腔アレルギー症候群 oral allergy syndrome（OAS）は食物摂取直後から，口唇，口腔，咽頭のかゆみ，咽頭違和感，血管浮腫などをきたす．
- 食物依存性運動誘発アナフィラキシー food-dependent exercise-induced ana-phylaxis（FDEIA）は原因食物摂取後に運動負荷などが加わらないと症状が出現しない．多くは 2 時間以内に誘発されるが，3～4 時間でも誘発される例がある．

JCOPY 498-02616

- 遅発性の IgE 依存性食物アレルギーとして納豆（摂取後 5〜14 時間），獣肉（摂取後 3〜6 時間），アニサキス（数時間〜半日）などがあり，注意を要する．
- 貝中毒による下痢などは自然毒が消化管障害を引き起こす自然毒食中毒であるが，二枚貝摂食後 30 分〜4 時間以内で症状が出現するため，即時型食物アレルギーとの鑑別を要する．

8　皮膚症状の範囲と形状を考慮する

- PFAS の多くは口腔，咽頭，口唇粘膜の刺激感，かゆみ，腫脹が起きるが，全身性の皮疹やアナフィラキシーは生じにくい．
- 旧"茶のしずく"石鹸による小麦アレルギーは石鹸使用部位の眼瞼腫脹が目立った．
- WDEIA では全身性の膨疹が出現する．
- アニサキスアレルギーは消化器症状が強い全身性のアナフィラキシーが出現しやすい．
- 経口ダニアナフィラキシー（パンケーキ症候群）では全身性の膨疹，鼻閉，喘息発作が出現しやすい．

9　原因となるアレルゲンコンポーネントに関しても留意する

- WDEIA を疑うエピソードにもかかわらず ω-5 グリアジン特異的 IgE 抗体が陰性の場合は，イネ科花粉症の有無を確認すべきである．
- 豆乳アレルギーなどで陽性を示す大豆の主なアレルゲン Gly m 4 は，カバノキ科花粉の主なアレルゲンである Bet v 1 と交差反応する．
- アーモンド（バラ科）の Pru du 4 およびヘーゼルナッツ（カバノキ科）の Cor a 2 は，カバノキ科花粉の Bet v 2 とのアミノ酸配列の同一性・類似性が高い[1]．
- カシューナッツ（ウルシ科）の Ana o 3 とピスタチオ（ウルシ科）の Pis v 1 のアミノ酸配列の同一性・類似性は高い[1]．
- クルミ（クルミ科）の Jug r 1 とペカンナッツ（クルミ科）の Car i 1 のアミノ酸配列の同一性・類似性は高い[1]．

📖 参考文献

1) 丸山伸之. ナッツ類アレルゲンコンポーネントと分子構造. 日本小児アレルギー学会誌. 2015; 29: 303-11.

〈伊藤　潤〉

2 | IgE 抗体検査（コンポーネント診断を含む）

エッセンス

 IgE 抗体は即時型アレルギー反応を引き起こし，アトピー素因の有無や原因アレルゲンを調べるために使用される．

 特定のアレルゲンに対する IgE 抗体価は，食物アレルギー診断に不可欠だが，結果の解釈には注意が必要である．

 IgE 抗体値はアレルギー疾患の診断に役立つが，特異的 IgE 抗体値は陽性・陰性の単純な判断ではなくアレルゲンによっても有用性が異なる．

 食物アレルギー診断には定量法が広く用いられている．事前に決められた多数の項目を検査する半定量法は，食物アレルギーの診断や予後判定には推奨されない．

 病歴（症状，アナフィラキシー歴，年齢等）を聴取し，粗抗原特異的 IgE とコンポーネント IgE 抗体検査を組み合わせて実施し，解釈する．

1 概念

- 免疫グロブリン E（IgE）抗体は，1966 年に石坂公成・照子夫妻らにより発見された，分子量約 188,000 の，2 つの重鎖と 2 つの軽鎖からなる血中濃度が最も低い免疫グロブリンである[1]．
- IgE 抗体検査は，ダニ，鶏卵，スギ花粉など特定のアレルゲンに対する血液中の IgE 抗体の量を測定する．さまざまなアレルギー症状の原因となるアレルゲンを特定するために不可欠であるが，結果を解釈する際にいくつかのピットフォールがある．そこで主に食物アレルギーに対する IgE 抗体検査の特徴，限界，そして臨床現場における使用方法に関し，解説する．

JCOPY 498-02616

2　臨床像

- IgE抗体は，肥満細胞や好塩基球の表面にあるFcεRIに結合し，アレルゲンの架橋によりさまざまな即時型アレルギー反応を引き起こす．アトピー素因の有無を調べるために血清総IgE値が，そして原因アレルゲンを検索するために血清アレルゲン特異的IgE抗体が検査される．

- 血清総IgE値（非特異的IgE）の基準値は，成人で170〜250 IU/mL以下であり，小児では年齢別に異なる．

- 特異的IgE抗体検査は，定量法と半定量法の2つの方法がある．定量法は，サーモフィッシャーダイアグノスティクス社の「イムノキャップ」とシーメンス社の「アラスタット 3gAllergy」がよく使われている．半定量法の検査では，ミナリスメディカル社の「マストイムノシステムズⅣ」とサーモフィッシャーダイアグノスティクス社の「View アレルギー 39」，日本ケミファ社の「ドロップスクリーン A-1」がある．これら半定量検査は，多項目を1回の検査で調べることができるが，詳細な問診から原因アレルゲンが特定されない場合などを除き，食物アレルギーの診断や臨床経過の評価には推奨されない[2]．

- 食物アレルギーの診断ではイムノキャップ法が最も幅広く検討されており，一般的にアレルゲン特異的IgE抗体価の値が高ければ高いほど，対応したアレルゲンに対するアレルギー症状が出やすいといえるが，ピットフォールに留意する（後述）．

3　病態の特徴

　　IgE抗体は，アレルギー疾患のある患者において大きく上昇し，アレルゲン特異的IgEの定量はアレルギーの診断の一歩となる．ただし，いくつかのピットフォールがある．

1）特異的IgE抗体価は，陽性か，陰性かをみるための検査ではない

- 特異的IgE抗体価に関し，当該食物を摂取すると必ず症状が惹起される，陰性なら必ず症状がないというように「白黒を決めるもの」と考えやすい．しかし，特異的IgE抗体価の高低は，値が高いほど症状が出現する可能性が高い，低いほど症状が誘発される可能性が低いというふうに，あくまで推測をするための検査であることを念頭に置く．

2）総IgE値が大きく上昇すると，特異的IgE抗体価の感度が下がる

- たとえば，総IgE値が100 IU/mLの人の卵白特異的IgE抗体価3.0 kU$_A$/Lと，

総 IgE 値が 10,000 IU/mL の人の卵白特異的 IgE 抗体価 3.0 kU$_A$/L では意味合いが異なる．前者のほうが，経口負荷を行った場合に症状が誘発される可能性が高いと推測できる[3]．

3) **特異的 IgE 抗体価により，実際の症状を予測しやすいアレルゲンとそうでないアレルゲンがある**

- 特異的 IgE 抗体価が，症状が誘発されるかどうかの予測に有用なアレルゲンと，あまり有用でないアレルゲンがある．たとえば，エビ，ソバなどは特異的 IgE 抗体価の有用性が低いことが報告されている[4,5]．

4) **一度に多数の項目を実施する半定量検査は，食物アレルギーの診断や予後判定には推奨されない**

- 食物アレルギーの確定診断には，食物経口負荷試験，つまり実際に食べるという方法が用いられる．すなわち，すでに鶏卵を安定して摂取可能な患者の卵白特異的 IgE 抗体価を検査する必要性はない．多数の検査を実施すれば「摂取しているけれども特異的 IgE 抗体価は陽性」という事態が頻発する．筆者は，「すでに東大に受かって通っているひとに，東大模試を受けてもらう必要はないですよね」と説明するなどし，病歴から絞り込むことを目指している．
- 1 回の保険診療でカバーできるイムノキャップ法の検査項目数は 13 項目までである．病歴を聴取しながら検査する項目を決めるとしても，すべてのカバーが困難な場合も起こりうる．

4 　診断のポイント

　病歴を聴取したうえで，粗抗原特異的 IgE 抗体とコンポーネント IgE 抗体を 13 項目以内で（基本的にイムノキャップ法から）実施し，症状誘発歴，アナフィラキシー歴，年齢などの情報から数値の解釈を行う．そのなかで重要性が増しているのが「コンポーネント検査」である（後述）．

1) **病歴**

- 病歴は，① 感作されているアレルゲンと摂取したアレルゲンが同じパターン，② 感作されているアレルゲンと摂取したアレルゲンは異なり，交差抗原性によるパターンを意識して聴取する．
- いくつかの例をあげる．成人で問題となりやすいアニサキスアレルギーは，魚を摂取した後だからといって魚アレルギーとは限らないと推測し，アニサキス特異的 IgE 抗体価を検索する．キウイフルーツは，シラカンバやハンノキ花粉，

ヨモギ花粉などと交差を示す，プロフィリン（Act d 9）へ感作している場合と，アクチニジン（Act d 1）や lipid transfer protein（LTP）（Act d 10）へ感作し全身症状が起こる場合，そしてラテックスと交差する場合などある．プロフィリンへの感作が疑われる場合は皮膚プリックテストがキウイ特異的IgE抗体価より有用となるし，ラテックスアレルギーを疑う場合は，ラテックスに対するコンポーネント Hev b 6.02 特異的IgE抗体価が有用となる．このように，病歴に応じた項目の選択が重要となる．

2）コンポーネント検査

- 粗抗原特異的IgE抗体価はアレルゲンを特定するために重要な検査であるものの，検査の精度が低く，正確なアレルギー診断が困難な場合がある．そこで，アレルゲンコンポーネント特異的IgE抗体検査 component-resolved diagnosis（CRD）が開発されており，一部は保険診療で活用できるようになっている．遺伝子工学で作られた特定のタンパク質を使い，正確なアレルギー診断を行う方法である．すなわち，性質が判明している，もしくはアレルギー症状を起こしやすい特定のアレルゲンに対し，感作されているかどうかを確認することができる．診断精度の向上，重篤な症状の予測，交差反応の解釈に有用といえるが，それぞれのコンポーネントの性質をつかむ必要性も生じる．

- 粗抗原検査とコンポーネント検査のフローを，鶏卵アレルギー患者を例に粗抗原（卵白）・コンポーネント（オボムコイド）検査を例に概説する．卵白特異的IgE抗体価は，多種のアレルゲン混合物（＝粗抗原）の特異的IgE抗体価を測定している．鶏卵に含まれる主要な卵白アレルゲンは，オボムコイド（Gal d 1），オボアルブミン（Gal d 2），オボトランスフェリン（Gal d 3），リゾチーム（Gal d 4）である．そのうち，特に症状を起こしやすいアレルゲンは，オボアルブミンやオボムコイドであり，これらをコンポーネントという［図1-a］．

- コンポーネントは，それぞれ性質や量が異なっている．たとえば，オボアルブミンは全体の過半を占めるコンポーネントではあるものの加熱など加工に不安定で，オボムコイドは11％に過ぎないが加熱されてもアレルゲン性の低下を起こしにくい［図1-b］．すなわち，オボムコイド特異的IgE抗体価が高値の場合は，「加熱鶏卵」でも症状を起こしやすいといえる．

- このようにアレルゲンコンポーネント，たとえばオボムコイド（卵白），ω-5グリアジン（小麦），Ara h 2（ピーナッツ），Gly m 4（大豆）などの特異的IgE抗体価は，粗抗原に比べ症状出現の可能性をより正確に予測できる．保険収載

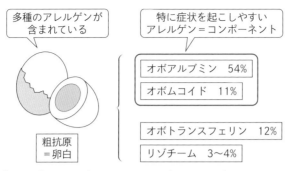

[図 1-a] 鶏卵に含まれるアレルゲンとコンポーネント

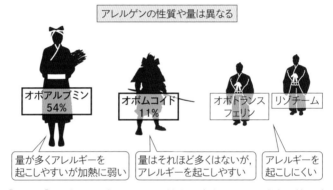

[図 1-b] 卵白コンポーネントの性質や含有量から，感度や特異度
が推測できる

されている食物アレルゲンコンポーネントを［表 1］に示す[2].

5 管理の実際

● 卵・牛乳・小麦アレルギーは，自然軽快傾向が知られている．しかし，小児期
のアレルゲン特異的 IgE 抗体価が高いほど寛解率が低かったという報告があ
り，成人までキャリーオーバーしているケースもある．

● 一方，卵・牛乳・小麦アレルギー児は，経過中の卵白・オボムコイド，牛乳，
ω-5 グリアジン特異的 IgE 抗体価が経時的に低下していると，寛解しやすいと
報告されている[6~8]．成人に至るまで特異的 IgE 抗体価が低下傾向である場合
は，成人であっても，十分な対策の上で経口負荷試験により摂取可能かどうか
を確認することが望ましいだろう．

JCOPY 498-02616

[表1] 保険収載されている食物アレルゲンコンポーネント
特異的 IgE 抗体検査

粗抗原	コンポーネント
卵白	Gal d 1 (オボムコイド)
牛乳	Bos d 4 (α-ラクトアルブミン)
	Bos d 5 (β-ラクトグロブリン)
	Bos d 8 (カゼイン)
小麦	Tri a 19 (ω-5 グリアジン)
大豆	Gly m 4 (PR-10)
ピーナッツ	Ara h 2 (2 S アルブミン)
クルミ	Jug r 1 (2 S アルブミン)
カシューナッツ	Ana o 3 (2 S アルブミン)

PR-10: pathogenesis-related protein-10
(日本小児アレルギー学会食物アレルギー委員会, 作成. 食物アレル
ギー診療ガイドライン 2021. 協和企画; 2021, p.96, 表 8-2 より許諾
を得て転載)

 参考文献

1) Balbino B, Conde E, Marichal T, et al. Approaches to target IgE antibodies in aller-gic diseases. Pharmacol Ther. 2018; 191: 50-64.
2) 海老澤元宏, 伊藤浩明, 藤澤隆夫, 監修. 日本小児アレルギー学会食物アレルギー委員会, 作成. 食物アレルギー診療ガイドライン 2021. 東京: 協和企画; 2021.
3) Horimukai K, Hayashi K, Tsumura Y, et al. Total serum IgE level influences oral food challenge tests for IgE-mediated food allergies. Allergy. 2015; 70: 334-7.
4) Pascal M, Grishina G, Yang AC, et al. Molecular diagnosis of shrimp allergy: effi-ciency of several allergens to predict clinical reactivity. J Allergy Clin Immunol Pract. 2015; 3: 521-9. e10.
5) Yanagida N, Sato S, Takahashi K, et al. Reactions of buckwheat-hypersensitive patients during oral food challenge are rare, but often anaphylactic. Int Arch Aller-gy Immunol. 2017; 172: 116-22.
6) Gradman J, Mortz CG, Eller E, et al. Relationship between specific IgE to egg com-ponents and natural history of egg allergy in Danish children. Pediatr Allergy Im-munol. 2016; 27: 825-30.
7) Koike Y, Sato S, Yanagida N, et al. Predictors of persistent milk allergy in children: a retrospective cohort study. Int Arch Allergy Immunol. 2018; 175: 177-80.
8) Shibata R, Nishima S, Tanaka A, et al. Usefulness of specific IgE antibodies to ω-5 gliadin in the diagnosis and follow-up of Japanese children with wheat allergy. Ann Allergy Asthma Immunol. 2011; 107: 337-43.

〈堀向健太〉

3 食物アレルゲン検査の基本的注意点

エッセンス:

 アレルゲン特異的 IgG 抗体測定は食物アレルギーのアレルゲン検索法として用いるべきでない.

 特異的 IgE 抗体検査を行う場合, 総 IgE 値を同時に測定して参考にする必要がある.

 特異的 IgE 抗体検査はコンポーネント診断が可能なシングルアレルゲン法を用い, 臨床的に必要な項目を選択する.

　食物アレルギーの管理において原因アレルゲン食物の同定と, その適切な回避あるいは摂食指導はきわめて重要である. わが国ではアレルギー専門医などによるプリックテストなどのほかに, 特に一般臨床では血中 IgE 抗体検査が用いられることが多いが, これらの重要な注意点について述べる.

1　アレルゲン特異的 IgG 抗体検査は行うべきでない

● アレルゲン特異的 IgG 抗体は食物アレルギーの検査として用いるべきではない.
● 特異的 IgG 抗体は一般に摂食総量等を反映すると理解され, 特にその一部であるサブクラスの IgG4 抗体は, アレルギー反応を抑制する阻止抗体としての機能が知られている. すなわち安全に摂食できている食物が陽性となりえる.
● 遅延型アレルギーの検査として行われている場合があるが, その科学的論拠はなく, 不適切な回避指導につながる危険が高い.
● たとえば食物アレルギーが改善し一定量のアレルゲン食物を摂食している患者が, この検査によって再度回避を指導されたために再燃し, 誤食によってアナ

フィラキシーを起こすなどのおそれがある.

- 医学的有用性が確認されず, 当然ながら保険適用外である.
- 日本アレルギー学会は本検査を食物アレルギーの検査として推奨しない公式見解を公表している.

2　総 IgE 測定を同時に測定して参考とする

- アレルゲン特異的 IgE 抗体を測定する際には, その検査時点での総 IgE 値を測定して参考とする必要がある.
- 一般に, 総 IgE 値が高いレベルにある場合には, 各食物アレルゲンに対する IgE 値も上昇して臨床的偽陽性となる場合がある.
- 一方で, 総 IgE 値が非常に低いレベルにある場合, 実際には食物アレルゲンとして寄与しているにもかかわらずに偽陰性を示すことがあり注意を要する. この場合, 症例により専門施設等でのプリックテストなどの施行を考慮する.

3　特異的 IgE 抗体検査ではシングルアレルゲン法を選択する

- 血中特異的 IgE 抗体はその食物に対する感作状態を検査するものであって, IgE 抗体が陽性であることが食物アレルギーそのものでないことに注意を要する.
- 臨床症状の発現を伴っていないにもかかわらず, IgE 抗体が陽性である食物を回避させることは多くの場合不適切である.
- 血中特異的 IgE 抗体の検査法には, 必要項目を選択し組み合わせていくシングルアレルゲン法（CAP 法など）と, あらかじめ三十〜四十数種がセット項目となっていて同時に測定する方法がある.
- 食物アレルギーの診療では, 上記セット項目に入らないアレルゲンの検索が必要となることがきわめて多く, またアレルゲンコンポーネントに対する抗体の測定が不可欠であって, これらの点でシングルアレルゲン法は有益性が大である.
- 三十〜四十数種同時セット測定では現代の主要な食物アレルゲンがカバーされておらず, またオボムコイド以外のアレルゲンコンポーネントに対する抗体が測定できず（本稿執筆時点）, さらに前述の総 IgE 値が高いレベルにある場合などには各種の項目が偽陽性を示し, 無用なアレルゲン除去指導の原因となる.

- 以上のことから，特異的 IgE 抗体検査は原則としてシングルアレルゲン法を用い，必要に応じてコンポーネントに対する検査を組み入れて行うことを推奨する．
- コンポーネントに対する検査を含めても診断に難渋する場合，専門施設等でのプリックテストなどの施行を考慮する．

〈永田　真〉

JCOPY 498-02616

4 皮膚テスト（プリックテストを含め，果物，甲殻類等）

エッセンス

 食物アレルギーの診断には皮膚テストが有用であり，プリックテスト，スクラッチテストを行う[1~3].

 プリックテスト専用針を用いて少量のアレルゲンを皮膚に入れ，誘発された反応を評価する.

 乳児から高齢者まですべての年齢の患者に適している.

　プリックテストは，その安全性や有用性，簡便さから欧米でも高く推奨されている検査法であり，市販されていないアレルゲンや患者が実際に摂取した食材や薬剤についても評価ができる．また，果物や甲殻類などは，血液検査では偽陰性になりやすいがプリックテストでは陽性になることはよくみられる．手技や結果の解釈が正しく実施されれば，安全でかつ高い感度と特異度をもつ検査法であるが，全身反応を誘発する可能性があるため，救急処置の準備をしておくことが推奨される．

1　プリックテストの適応疾患

● 食物アレルギー，アレルギー性鼻炎，結膜炎，喘息，アトピー性皮膚炎，薬剤アレルギー，職業性疾患：ラテックスアレルギーなどがあげられる．その他，担当医が必要と判断した症例においては，蜂アレルギー，増悪因子のある慢性蕁麻疹，アレルギー性真菌性副鼻腔炎，好酸球性肺炎，アレルギー性気管支肺真菌症，好酸球性胃腸症などでも実施されることがある．

2　プリックテストに用いるアレルゲン試薬や患者の持参品

● アレルゲン試薬として，保険適用されている診断用アレルゲンスクラッチエキ

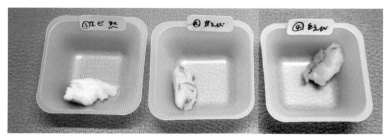

[図1] 患者が持参したエビ
左: バナメイエビ加熱, 中央: 甘エビ加熱, 右: 甘エビ生.

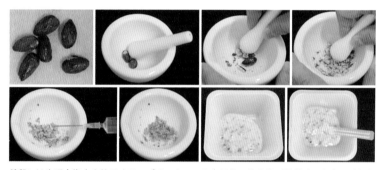

希釈には生理食塩水を使用する. プリックテスト専用針に抽出液が付着する程度に希釈されるよう, ナッツに生理食塩水を加える.

[図2] プリックテスト抽出液の作成方法 (例: ナッツ)
(日本アレルギー学会, 監修. 皮膚テストの手引き. 2021. p.11, 図2 https://www.jsaweb.jp/uploads/files/gl_hifutest.pdf より許諾を得て転載)

ス24品目〔鳥居薬品(株), 2023年11月現在〕や保険適用されていないリコンビナントアレルゲン試薬〔Biomay Recombinant Allergen, Vienna, Austria (https://www.biomay.com/)〕が入手可能である. 後者にはBet v 1や2など交差反応性を評価するアレルゲンがある. これらは倫理的配慮を行い医師の責任下で行う.

● 症状を誘発した食材としては, 食物や新鮮な野菜・果物は生のままや加工品, 冷凍品をそのまま用いる[4]. 甲殻類も生と加熱したものを用いる. 筆者らの施設では, 患者が実際に摂取し症状が誘発された食材を検査当日に患者が持参するよう指示し検査に用いている [図1]. 小麦粉などの粉類やナッツ類, 薬剤は生理食塩水で抽出および希釈液を作製する [図2]. 日用品, 化粧品など洗い流す製品は, 0.1%, 症例によっては0.01% (w/v) 水溶液を生理食塩水で作製し,

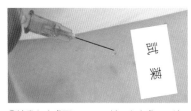
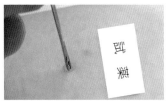

①健常な皮膚面にアレルゲンを皮膚に一滴
落とす.

②プリックテスト専用針で直角に静かに
アレルゲンを刺す.

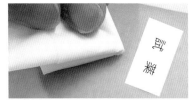
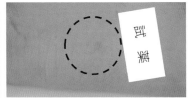

③すばやくティッシュペーパーなどで拭く.

④15〜20分後に判定する.

[図3] プリックテストの手技

（日本アレルギー学会, 監修. 皮膚テストの手引き. 2021. p.14, 図7　https://www.jsaweb.jp/uploads/files/gl_hifutest.pdf より許諾を得て転載）

洗い流さないタイプの香粧品，日用品を用いる場合は，製品をそのまま用いる[5〜7].

● 対照液として，陽性コントロール（アレルゲンスクラッチエキス陽性対照液「トリイ」ヒスタミン二塩酸塩〔鳥居薬品(株)〕），陰性コントロール（滅菌生理食塩水〔大塚製薬(株)〕やアレルゲンスクラッチエキス対照液「トリイ」）を用いる.

3　プリックテストの実際

● 検査は通常，患者前腕屈側や背部で行う [図3].

● 検査部位の皮膚面をアルコール綿もしくはクロルヘキシジングルコン酸塩含浸綿で消毒し乾燥させる．検査部位はペンでマークするか検査試薬を記載したシールを貼付する．試薬，抽出液，リコンビナントアレルゲンなどのアレルゲン液を健常な皮膚面に一滴落とす．プリックテスト専用針で皮膚面に対して直角にアレルゲン液を静かに刺す．余分なアレルゲン液はすばやくティッシュペーパーやガーゼで拭き取る．15〜20分後に判定する.

● 野菜や果物を用いる場合は，prick-to-prick test を実施する．具体的には，プリックテスト専用針を直接，野菜や果物に刺し，そのプリックテスト専用針を

すぐに皮膚面に対して直角に静かに刺し，15〜20分後に判定する．

- プリックテストを実施した15〜20分後に膨疹の大きさをmm単位で測定し，最長径とその中点に垂直な径の平均値を反応の大きさとする．膨疹径が3mm以上もしくは陽性コントロールの膨疹の半分以上の反応を陽性と判断する．
- 判定には主に膨疹を用いるが，小児もしくは試薬によっては膨疹が誘発されず，紅斑のみが誘発される場合もある．そのような際は紅斑径により評価する[11, 12]．
- 臨床症状を有し，プリックテストで陽性反応が得られた場合にIgE抗体を介した即時型アレルギーと判断する．
- 臨床症状がなく，プリックテストで陽性反応を呈している場合は感作を起こしていることを示唆していると評価する．一方，臨床症状はあるが，プリックテストが陰性の場合は，血清学的なより詳細な検討（*in vitro*テスト），あるいはスクラッチテスト，経口負荷試験の実施を検討する．

5 **スクラッチテスト**

- 臨床症状を有しているがプリックテストが陰性の場合，スクラッチテストに進む[12]．
- 検査部位や対照液，準備は上記のプリックテストと同様である．
- プリックテスト専用針もしくは細い針で皮膚に線状の傷をつけ（約5mm），少量のアレルゲン溶液をスクラッチした部位に滴下する．15〜20分後に判定する．膨疹または紅斑径が陽性コントロールの2倍以上，または紅斑径10mm以上もしくは膨疹径5mm以上を陽性とする[13]．

6 **その他**

- 検査料は，「D291皮内反応検査，ヒナルゴンテスト，鼻アレルギー誘発試験，過敏性転嫁検査，薬物光線貼布試験，最小紅斑量（MED）測定」で算定する．21ヵ所以内の場合は1ヵ所につき16点，22ヵ所以上の場合（一連につき）は350点（2023年11月現在）である．

参考文献

1) 日本アレルギー学会, 監修.「皮膚テストの手引き」作成委員会, 編. 皮膚テストの手引き. 東京: 日本アレルギー学会; 2021. https://www.jsaweb.jp/uploads/files/gl_hifutest.pdf

2) Ansotegui IJ, Melioli G, Canonica GW, et al. IgE allergy diagnostics and other relevant tests in allergy, a World Allergy Organization position paper. World Allergy Organ J. 2020; 13: 100080.

3) Lachapelle JM, Maibach HI, editors. Patch Testing and Prick Testing. A Practical Guide Official Publication of the ICDRG, 4th edition. Berlin Heidelberg: Springer; 2020.

4) Bégin P, Des Roches A, Nguyen M, et al. Freezing does not alter antigenic properties of fresh fruits for skin testing in patients with birch tree pollen-induced oral allergy syndrome. J Allergy Clin Immunol. 2011; 127: 1624-6. e3.

5) 千貫祐子, 﨑枝 薫, 金子 栄, 他. 石鹸中の加水分解小麦で感作され小麦依存性運動誘発アナフィラキシーを発症したと思われる 3 例. 日皮会誌. 2010; 120: 2421-5.

6) Tamagawa-Mineoka R, Masuda K, Yagami A, et al. Food-induced anaphylaxis in two patients who were using soap containing foodstuffs. Allergol Int. 2018; 67: 427-9.

7) Yagami A, Suzuki K, Nakamura M, et al. Case of anaphylactic reaction to soy following percutaneous sensitization by soy-based ingredients in cosmetic products. J Dermatol. 2015; 42: 917-8.

8) van der Valk JP, Gerth van Wijk R, Hoorn E, et al. Measurement and interpretation of skin prick test results. Clin Transl Allergy. 2016; 6: 8.

9) Aas K, Belin L. Standardization of diagnostic work in allergy. Int Arch Allergy Appl Immunol. 1973; 45: 57-60.

10) Dreborg S. Allergen skin prick test should be adjusted by the histamine reactivity. Int Arch Allergy Immunol. 2015; 166: 77-80.

11) 早川彰子. 小児気管支喘息患児における各種アレルゲンによるプリックテストの検討. アレルギー. 1973; 22: 376-92.

12) 緒方美佳, 宿谷明紀, 杉崎千鶴子, 他. 乳児アトピー性皮膚炎における Bifurcated Needle を用いた皮膚プリックテストの食物アレルギーの診断における有用性（第 1 報）―鶏卵アレルギー―. アレルギー. 2008; 57: 843-52.

13) 日本耳鼻咽喉科免疫アレルギー学会鼻アレルギー診療ガイドライン作成委員会. 鼻アレルギー診療ガイドライン―通年性鼻炎と花粉症〈2020 年版〉. 改訂第 9 版. 東京: ライフ・サイエンス; 2020.

〈矢上晶子〉

4

皮膚テスト（プリックテストを含め、果物、甲殻類等）

5 食物経口負荷試験と除去指導の基本

エッセンス

 食物アレルギーの診断は特異的 IgE 抗体陽性だけではできず，症状の誘発を伴うことが必須である．

 そのため，確定診断は本来，食物経口負荷試験に基づくことが望ましい．

 食物経口負荷試験はアナフィラキシーリスクを伴うため，経験と準備が求められる．

 成人の食物除去指導は，アナフィラキシーリスクを考慮し，完全除去とすることが一般的な原則となる．

 原因食物のみならず，使用されている加工食品等まで除去する必要があることを指導する．

 患者の食に対する知識は千差万別であり，常識的と思われることも指導する．

 食物アレルギーの栄養指導に長けている管理栄養士は限られているので，医師が正確な知識をもつ必要がある．

 特定原材料 8 品目〔えび，かに，くるみ，小麦，そば，卵，乳，落花生（ピーナッツ）〕は表示することが義務化されているが加工食品が対象であり，外食や中食（惣菜店，パン屋，デリバリー全般など）はその対象にないことを患者に周知することは重要である．

[表1] 食物経口負荷試験を実施する医療機関の分類と役割

	医療機関の分類	救急対応	実施可能な OFC (推奨)
① 一般の医療機関	食物アレルギーの診療を行っているが, OFC の経験は豊富ではない医療機関	救急対応が可能であり, 必要時にはアドレナリン筋肉注射を行える	重篤な誘発症状のリスクが低い負荷試験
② 日常的に実施している医療機関	OFC の経験豊富な医師が在籍する医療機関	予期せぬ重篤な誘発症状に適切に対応できる	一部の重症例[*2]を除く食物アレルギー患者に対する負荷試験
③ 専門の医療機関	中心拠点病院[*1]およびOFCの経験豊富な医師が複数在籍する医療機関	予期せぬ重篤な誘発症状に適切に対応し, 入院治療ができる	すべての重症度の食物アレルギー患者に対する負荷試験

OFC: 食物経口負荷試験
＊1: アレルギー疾患対策基本法に基づくアレルギー中心拠点病院
＊2: 鶏卵以外のアナフィラキシー既往例
〔Sakai K, et al. Asia Pac Allergy. 2017; 7: 234-42 および厚生労働科学研究費補助金（免疫・アレルギー疾患政策研究事業)食物経口負荷試験の標準的施行方法の確立, 編. 食物経口負荷試験の手引き2020より〕

1 食物経口負荷試験の重要性

- 食物アレルギーは「食物によって引き起こされる抗原特異的な免疫学的機序を介して生体にとって不利益な症状が惹起される現象」と定義される.
- このため感作（特異的 IgE 値陽性）だけで診断はできず, 症状の誘発を伴うことが必須である.
- 料理として食品を摂取した際などには, 何らかの症状が誘発されても, 問診と感作の有無だけで診断することは困難である. このため確定診断は, 本来は食物経口負荷試験（以下, 負荷試験）に基づくことが望ましい.
- 負荷試験は 2023 年 4 月時点で 16 歳未満の小児に対して,「小児食物アレルギー負荷検査」（D291-2）として保険適用（1,000 点）で, 3 回 / 年を上限に実施することができる.

2 食物経口負荷試験の実施準備

- 負荷試験は, アナフィラキシー誘発リスクがあるため, 食物アレルギー診療の経験があり, アナフィラキシー対応体制が整った環境で実施することが望ましい.
- 「食物アレルギー診療ガイドライン 2021」（日本小児アレルギー学会, 以下, ガイドライン）では, 医療機関別に負荷試験の実施レベルの推奨を行っている [表1].
- ガイドラインでは患者のアナフィラキシー既往と特異的 IgE 値に基づき重症度

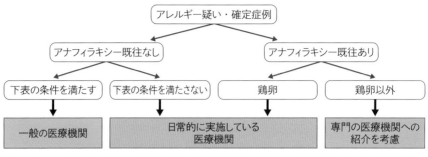

	鶏卵	牛乳	小麦	ピーナッツ	クルミ	カシューナッツ
特異的IgE抗体価	オボムコイドクラス2以下	ミルククラス2以下	小麦クラス1以下&ω5グリアジンクラス0	ピーナッツクラス1以下&Ara h 2陰性	クルミクラス1以下&Jug r 1クラス0	カシューナッツクラス1以下&Ana o 3クラス0

※既報を基に作成した．ImmunoCAP法で測定した特異的IgE抗体価を基準にし原則1年以内に測定したものを参考とする．

[図1] 実施する医療機関の選択（完全除去例の場合）

〔厚生労働科学研究費補助金（免疫・アレルギー疾患政策研究事業）食物経口負荷試験の標準的施行方法の確立, 編. 食物経口負荷試験の手引き2020より〕

を層別化することで，より安全に負荷試験が実施できる環境を提案している[図1].ただし，層別化は小児患者を対象としていて成人への妥当性は検証されていない.

● 負荷試験を実施するとき，患者へのインフォームド・コンセントを得ること，さらに基礎疾患，特に気管支喘息の管理はリスクとなるため非常に重要である.

3　食物経口負荷試験の実際

● 実施方法としてオープン法（検者も被検者も負荷食物がわかっている），シングルブラインド法（被検者は負荷食物がわからない），ダブルブラインド法（検者も被検者も負荷食物がわからない）がある．小児は通常オープン法で行うが，思春期以降は先入観や心因反応を排除するためにはシングルブラインド法を用いる場合もある.

● 負荷量は患者の重症度によるが，アナフィラキシーリスクを考慮し，少量から実施することが推奨される[表2].

● 負荷食物は，単回もしくは分割（60分2分割や120分5分割など）して摂取さ

JCOPY 498-02616

摂取量	鶏卵	牛乳	小麦	ピーナッツ・クルミ・カシューナッツ・アーモンド
少量 (low dose)	加熱全卵 1/32〜1/25 個相当 加熱卵白 1〜1.5 g	1〜3 mL 相当	うどん 1〜3 g	0.1〜0.5 g
中等量 (medium dose)	加熱全卵 1/8〜1/2 個相当 加熱卵白 4〜18 g	10〜50 mL 相当	うどん 10〜50 g	1〜5 g
日常摂取量 (full dose)	加熱全卵 30〜50 g (2/3〜1 個) 加熱卵白 25〜35g	100〜200 mL	うどん 100〜200 g 6 枚切り食パン 1/2〜1 枚	10 g

〔厚生労働科学研究費補助金（免疫・アレルギー疾患政策研究事業）食物経口負荷試験の標準的施行方法の確立, 編. 食物経口負荷試験の手引き 2020 より〕

せる.

- 少量が陰性であった場合，中等量，日常摂取量と段階的に増量し，診断を確定する．なお，負荷量は同日に漸増するのではなく，別日に行う.
- 明らかな症状が出現した場合，陽性判定とする．症状が認められなかった場合，陰性判定として，翌日以降に負荷量を上限として摂取を繰り返させ，症状が誘発されないことを確認する.

4 食物経口負荷試験に関する情報

- 食物アレルギー研究会（https://www.foodallergy.jp/）では，「食物経口負荷試験の手引き 2020」，「食物アレルギーの診療の手引き 2020」（2024 年 1 月現在，2023 年版の改訂中）や「食物アレルギーの栄養食事指導の手引き 2022」を無料公開しているので参照されたい.
- 同 HP では，全国の小児医療機関における負荷試験の実施状況を公開している．本試験を初めて行う際には，事前に実施の実際を見学することを推奨する.

5 除去指導の実際

- 成人患者の多くはアナフィラキシーリスクを考え，完全除去指導となる.
- 原因食物はもちろん，使用されている加工食品等まで除去する必要があることを指導する.

5

食物経口負荷試験と除去指導の基本

- 患者の食に対する知識は千差万別であり，常識的と思われることも指導するべきである．たとえば，ヨーグルトが乳製品であることを知らない患者もいる．
- 栄養指導は，管理栄養士に依頼するとよいが，食物アレルギーの栄養指導に長けている管理栄養士は限られているので，医師が正確な知識をもつ必要がある．
- 食物アレルギーの栄養指導は，9歳未満の小児でのみ入院でも外来でも指導料加算がある．
- 完全除去しながらもQOLを改善するためには，アレルギー表示に関する理解を促すとよい．
- 容器包装された加工食品は，食品表示法（消費者庁）において，特定原材料8品目〔えび，かに，くるみ，小麦，そば，卵，乳，落花生（ピーナッツ）〕に関して，きわめて微量であっても表示することが義務化されている．一方，これ以外の原材料は極微量含まれている場合，表示されない可能性があるので，患者に注意喚起する必要がある．
- アレルギー表示法は加工食品が対象であり，外食（レストラン，ファストフードなど）や中食（惣菜店，パン屋，デリバリー全般など）はその対象にない．このため，店舗に確認しても正しい情報が常に得られるわけではなく，また調理中の混入は避けられないことを患者に周知することは重要である．

 参考文献

1) 海老澤元宏, 伊藤浩明, 藤澤隆夫, 監修. 日本小児アレルギー学会食物アレルギー委員会, 作成, 食物アレルギー診療ガイドライン2021. 東京: 協和企画; 2021.
2) 「食物経口負荷試験の手引き2020」検討委員会, 編. 食物経口負荷試験の手引き. 2020.

〈今井孝成〉

6 アナフィラキシー管理とエピペン

 アナフィラキシーに対するガイドラインとして日本アレルギー学会の「アナフィラキシーガイドライン 2022」[1] がある.

 アナフィラキシーの診断基準は以前の 3 項目から 2 項目に集約された.

 アナフィラキシー治療における第一選択薬はアドレナリンの筋肉注射である.

 急性期（初期）対応だけではなく，エピペン®の処方を含めた再発防止策がアナフィラキシーの管理である.

1 概念

● アナフィラキシーは重篤な全身性のアレルギー反応であり，通常は急速に発現し，原因により初期対応が遅れると死に至ることもある.

2 臨床像

● アナフィラキシーが発症する臓器は多種である．通常，症状は，皮膚・粘膜，上気道・下気道，消化器，心血管系，中枢神経系のなかの複数の器官系に生じる.

● 皮膚および粘膜症状はアナフィラキシー患者の 80〜90%，気道症状は最大 70%，消化器症状は最大 45%，心血管系症状は最大 45%，中枢神経系症状は最大 15%に発現する.

● 重症のアナフィラキシーは，致死的になりうる気道・呼吸・循環器症状により特徴づけられるが，典型的な皮膚症状や循環性ショックを伴わない場合もある.

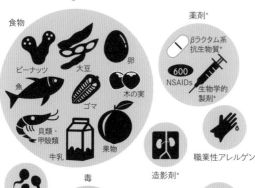

IgE が関与する免疫学的機序

食物
ピーナッツ　大豆　卵
魚　　　　　　木の実
　　　ゴマ
貝類・甲殻類　　果物
牛乳

薬剤*
βラクタム系抗生物質*
NSAIDs
600
生物学的製剤*

職業性アレルゲン

毒
精液
刺咬昆虫
環境アレルゲン

造影剤*

天然ゴムラテックス

IgE が関与しない免疫学的機序

造影剤*

NSAIDs
600

Fe+++
デキストラン
(HMW 鉄デキストラン
その他の由来など)

生物学的製剤*
(一部のモノクローナル
抗体など)

非免疫学的機序
(直接的なマスト細胞活性化)

物理的要因
(運動, 寒冷, 熱, 日光など)

アルコール

薬剤*
(オピオイドなど)

特発性アナフィラキシー
(明らかな誘因なし)

これまでに
認識されていない
アレルゲンか?

マスト細胞症等か?

*複数の機序によりアナフィラキシーが誘発される

[図1] アナフィラキシーの機序

NSAIDs（non-steroidal anti-inflammatory drugs）：非ステロイド性抗炎症薬
HMW（high molecular weight）：高分子（量）
（日本アレルギー学会, 監修. アナフィラキシーガイドライン 2022. p.6, 図 2 より許諾を得て転載）

3 病態の特徴 [図1]

- アナフィラキシーの機序は多岐にわたるが，最も頻度の高いのは IgE が関与する免疫学的機序である．
- IgE が関与する機序に多くみられる誘因は食物，刺咬昆虫（ハチ，アリ）の毒，薬剤である[2]．
- IgE が関与しないアナフィラキシーには免疫学的機序と非免疫学的機序がある．マスト細胞が直接活性化されることでもアナフィラキシーとなりうる．
- アナフィラキシーに影響を及ぼす因子および促進因子を [図2] に示す．

JCOPY 498-02616

年齢関連因子*

乳幼児
症状を説明できない

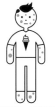
思春期・青年期
リスクを伴う行動が増加

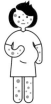
妊娠・出産
薬剤によるリスク
(新生児 B 群連鎖球菌感染症
予防のための抗生物質など)

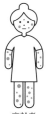
高齢者
薬剤および毒素を誘因
とするアナフィラキシーに
よる致死リスクが高い

併存疾患・併用薬*

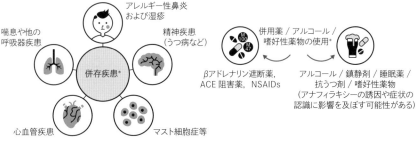

アレルギー性鼻炎
および湿疹

精神疾患
(うつ病など)

喘息や他の
呼吸器疾患

併存疾患*

併用薬 / アルコール /
嗜好性薬物の使用*

βアドレナリン遮断薬,
ACE 阻害薬, NSAIDs

アルコール / 鎮静剤 / 睡眠薬 /
抗うつ剤 / 嗜好性薬物
(アナフィラキシーの誘因や症状の
認識に影響を及ぼす可能性がある)

心血管疾患

マスト細胞症等

アナフィラキシーを増幅させる促進因子*

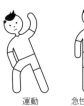
運動

急性感染症
(感冒, 発熱など)

情動性ストレス

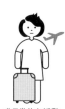
非日常的な活動
(旅行など)

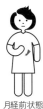
月経前状態
(女性)

*年齢関連因子, 併存疾患, 併用薬は, 重篤または致死性のアナフィラキシーの一因となる可能性がある. 促進因子は
アナフィラキシーを増幅させる可能性がある. 一部のアナフィラキシー発症には, 複数の因子および促進因子が関与し
ていると考えられる.

[図 2] アナフィラキシーに影響を及ぼす因子および促進因子

ACE 阻害薬 (angiotensin converting enzyme inhibitor): アンジオテンシン変換酵素阻害薬
NSAIDs (non-steroidal anti-inflammatory drugs): 非ステロイド性抗炎症薬
(日本アレルギー学会, 監修. アナフィラキシーガイドライン 2022. p.16, 図 10 より許諾を得て転載)

- 喘息 (特にコントロール不良例) の存在はアナフィラキシーの重篤化の危険因
  子なので, そのコントロールを十分に行う.
- 年齢関連因子・薬剤の使用などにも注意が必要である.

- アナフィラキシーの診断はあくまで臨床症状によるので［図3］の基準での判断になる.

  1) 皮膚, 粘膜, またはその両方の症状（全身性の蕁麻疹, 瘙痒または紅潮, 口唇・舌・口蓋垂の腫脹など）が急速に（数分〜数時間で）発症した場合に, A 気道/呼吸症状, B 循環器症状, C その他（重度の消化器症状など）のいずれか一つを伴う場合.

  2) 典型的な皮膚症状を伴わなくても, 当該患者にとって既知のアレルゲンまたはアレルゲンの可能性がきわめて高いものに曝露された後, 血圧低下または気管支攣縮または喉頭症状が急速に（数分〜数時間で）発症した場合.

  　これらの2つの基準のいずれかを満たす場合, アナフィラキシーである可能性が非常に高い.

- 急性期治療後の原因検索においては, 特異的IgE抗体, 皮膚テストなどを参考とする.

- アナフィラキシーの誘因の特定は, 発症時から遡る数時間以内における飲食物, 薬剤, 運動, 急性感染症への罹患, 精神的ストレスなど, アレルゲン物質への曝露, 経過に関する詳細な情報に基づいて行う.

5 **治療の実際（初期対応）**

- 患者または医療従事者がアナフィラキシーを疑う場合には, ［図4］の手順に従い, 迅速に対応すべきである.

- 原則として, 立位でなく仰臥位にし, 呼吸困難がある場合には座位, 意識消失状態の場合は回復体位にする.

- アナフィラキシー発症時には体位変換をきっかけに急変する可能性があるため（empty vena cava / empty ventricle syndrome）, 急に座ったり立ち上がったりする動作を行わない.

- アナフィラキシーと診断した場合または強く疑われる場合は, 大腿部中央の前外側に0.1%アドレナリン（1：1,000；1 mg/mL）0.01 mg/kgを直ちに筋肉注射する. 最大投与量は, 成人0.5 mg, 小児0.3 mgである.

- アドレナリン血中濃度は筋注後10分程度で最高になり, 40分程度で半減するので, 症状が治療抵抗性を示す場合は, 5〜15分毎に繰り返し投与する.

- 経静脈投与は心停止もしくは心停止に近い状態では必要であるが, それ以外で

以下の2つの基準のいずれかを満たす場合，アナフィラキシーである可能性が非常に高い.

> 1. 皮膚，粘膜，またはその両方の症状（全身性の蕁麻疹，瘙痒または紅潮，口唇・舌・口蓋垂の腫脹など）が急速に（数分～数時間で）発症した場合.

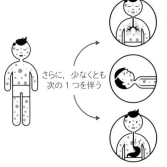

さらに，少なくとも次の1つを伴う

A. 気道／呼吸：重度の呼吸器症状（呼吸困難，呼気性喘鳴・気管支攣縮，吸気性喘鳴，PEF低下，低酸素血症など）

B. 循環器：血圧低下または臓器不全に伴う症状（筋緊張低下［虚脱］，失神，失禁など）

C. その他：重度の消化器症状（重度の痙攣性腹痛，反復性嘔吐など［特に食物以外のアレルゲンへの曝露後］）

> 2. 典型的な皮膚症状を伴わなくても，当該患者にとって既知のアレルゲンまたはアレルゲンの可能性がきわめて高いものに曝露された後，血圧低下*または気管支攣縮または喉頭症状#が急速に（数分～数時間で）発症した場合.

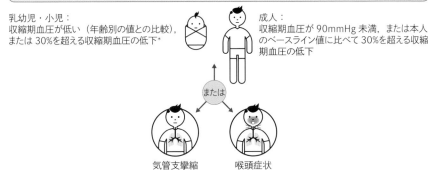

乳幼児・小児：
収縮期血圧が低い（年齢別の値との比較），または30%を超える収縮期血圧の低下*

成人：
収縮期血圧が90mmHg未満，または本人のベースライン値に比べて30%を超える収縮期血圧の低下

または

気管支攣縮　　喉頭症状

［図3］診断基準

* 血圧低下は，本人のベースライン値に比べて30%を超える収縮期血圧の低下がみられる場合，または以下の場合と定義する.
 i　乳児および10歳以下の小児：収縮期血圧が（70＋［2×年齢（歳）]）mmHg未満
 ii　成人：収縮期血圧が90mmHg未満
喉頭症状：吸気性喘鳴，変声，嚥下痛など.
PEF（ピークフロー）：最大呼気流量
ACE阻害薬（angiotensin converting enzyme inhibitor）：アンジオテンシン変換酵素阻害薬
NSAIDs（non-steroidal anti-inflammatory drugs）：非ステロイド性抗炎症薬
（日本アレルギー学会, 監修. アナフィラキシーガイドライン2022. p.2, 図1より許諾を得て転載）

　　は不整脈，高血圧などの有害作用を起こす可能性があるので，手術中のアナフィラキシーを除いては推奨されない.

- アナフィラキシーに対するアドレナリンの不使用は死亡のリスクを高める.
- 初期対応で改善しないような場合には院内救急体制を利用して支援要請を行う.

① アナフィラキシーを認識し，治療するための**文書化された緊急時用プロトコール**を作成し，定期的に実地訓練を行う.

② 可能ならば，**曝露要因を取り除く**.
例：症状を誘発していると思われる検査薬や治療薬を静脈内投与している場合は中止する.

③ **患者を評価する：気道／呼吸／循環，精神状態，皮膚，体重**を評価する.

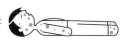

ステップ 4，5，6 を速やかに並行して行う

④ **助けを呼ぶ**：可能ならば蘇生チーム（院内）または救急隊（地域）.

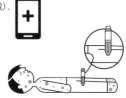

⑤ 大腿部中央の前外側に**アドレナリン**（1：1,000［1mg/mL］溶液）0.01mg/kg を筋注する（最大量：成人 0.5mg，小児 0.3mg）.
投与時刻を記録し，必要に応じて 5〜15 分毎に再投与する. ほとんどの患者は 1〜2 回の投与で効果が得られる.

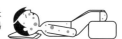

⑥ 患者を**仰臥位**にする，または呼吸困難や嘔吐がある場合は楽な体位にする. **下肢を挙上させる**. 突然立ち上がったり座ったりした場合，数秒で急変することがある.

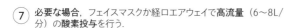

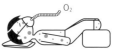

⑦ **必要な場合**，フェイスマスクか経口エアウェイで**高流量**（6〜8L/分）の**酸素投与**を行う.

⑧ 留置針またはカテーテル（14〜16G の太いものを使用）を用いて**静脈路を確保する**. **0.9%（等張）食塩水 1〜2L の急速投与を考慮する**（例：成人ならば最初の 5〜10 分に 5〜10mL/kg，小児ならば 10mL/kg）.

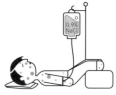

さらに

⑨ 必要に応じて胸部圧迫法で**心肺蘇生**を行う.

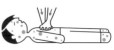

⑩ 頻回かつ定期的に患者の血圧，心拍数・心機能，呼吸状態，酸素濃度を評価する（可能ならば持続的にモニタリング）.

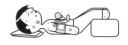

［図 4］アナフィラキシーの管理
（日本アレルギー学会, 監修. アナフィラキシーガイドライン 2022. p.19, 図 12 より許諾を得て転載）

- プレホスピタルケアとしてのエピペン® （アドレナリン自己注射）は 0.15 mg（体重 15 kg 以上 30 kg 未満），または 0.3 mg（体重 30 kg 以上）を処方する．
- 処方時にはエピペン®を使うタイミング，使用方法，打つ場所（大腿部の外側の中 1/3）の指導を DVD などの画像を見せながら指導する．
- アナフィラキシーのリスクのある患者にエピペン®を常に携帯するように指導することが肝心である．

 参考文献

1) 日本アレルギー学会, 監修. 日本アレルギー学会アナフィラキシー対策委員会（委員長 海老澤元宏），編集. アナフィラキシーガイドライン 2022. 東京: 日本アレルギー学会; 2022.
2) 佐藤さくら, 柳田紀之, 伊藤浩明, 他. 日本のアナフィラキシーの実態: 日本アレルギー学会認定教育施設におけるアナフィラキシー症例の集積調査. アレルギー. 2022; 71: 120-9.

〈海老澤元宏〉

6

アナフィラキシー管理とエピペン

7 食物アレルギーにおける免疫療法の可能性

エッセンス

 食物アレルギーに対する免疫療法として最も多くのエビデンスがあるのは経口免疫療法 oral immunotherapy（OIT）である.

 対象年齢は主に小学生以上の学童期の患者を対象とすることが多いが，大学生，社会人でも基本的には可能である.

 脱感作状態や sustained unresponsiveness へ到達後に一部の症例では重篤な副反応を認めるため，安全性に配慮して，慎重かつ長期にフォローする必要がある.

 近年，抗 IgE 抗体オマリズマブを併用する OIT や目標量を低く設定する OIT など安全性向上への取り組みがなされている.

 これから 5 年間は食物アレルギーに対する免疫療法・薬物療法に関して大きな転換期を迎える可能性が高く，管理方法も劇的に変貌していく可能性を秘めている.

1 経口免疫療法

- 食物アレルギーに対する免疫療法として最も多くのエビデンスがあるのは経口免疫療法 oral immunotherapy（OIT）である.
- 自然治癒せずに遷延する食物アレルギー患者に対して，原因食物の閾値を下回る量から摂取を継続することで閾値を超えても症状が出現しない状態（脱感作状態）に到達させ，一部の症例を一定期間の摂取中止後にも症状が出現しない状態 sustained unresponsiveness（SU）へと誘導する.

JCOPY 498-02616

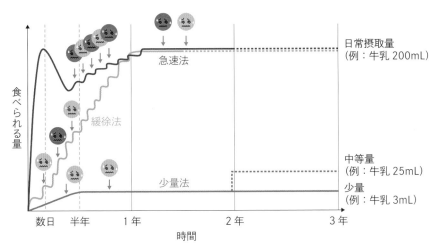

[図1] 経口免疫療法の種類と副反応の出現リスク

- OIT 中の副反応は，日常摂取量（全卵 1 個，牛乳 200 mL，うどん 200 g 程度，ピーナッツ・ナッツ類 3〜10 g）を目標量に増量する方法では必発であり［図1］，時には重篤な副反応を誘発する.
- これまでの経験から有効性，治療継続に関する問題点が明らかになってきている[1].
- 対象年齢は主に小学生以上の学童期の患者を対象とすることが多いが，大学生，社会人でも基本的には可能である.
- 長期にわたるフォローにおいて，鶏卵・牛乳・小麦などは日常の食品に含まれるので，そのものを摂取できなくても継続することは比較的可能だが，ピーナッツ・ナッツ類の摂取の継続が難しい.
- 年齢が上になると部活動，勉学，仕事などの社会的環境が OIT の制約になることもある.
- 近年，抗 IgE 抗体オマリズマブを併用する OIT[2〜4] や目標量を低く設定する OIT[5〜8] など安全性向上への取り組みがなされている.
- OIT では治療期間が長くなるほど治療効果が得られる症例は増えるが，われわれの経験では一部の症例は 5 年以上実施しても治療を継続する必要がある.
- 脱感作状態や SU へ到達後に一部の症例では重篤な副反応を認めるため，安全性に配慮して，慎重かつ長期にフォローする必要がある[9, 10].
- アメリカではピーナッツアレルギーへの免疫療法の治療薬として Palforzia®

（開発コード AR101）が，2020 年 1 月 31 日にアメリカ食品医薬品局 Food and Drug Administration（FDA）によって承認された．Aimmune（https://www.aimmune.com/）社により厳密に開発されたピーナッツの粉末製剤（0.5 mg：ピーナッツ 1/600 相当〜300 mg）で，適応は 4〜17 歳のピーナッツアレルギー患者である．

2 生物学的製剤の併用

- オマリズマブ併用や少量を目標量とした OIT により安全性が向上することが示されているが，今後，長期間にわたる治療効果や安全性の評価が必要である．
- 生物学的製剤の食物アレルギーへの適応拡大の動きとして，医師主導治験で効果が確認されているオマリズマブの食物アレルギーへの効果を検証する第Ⅲ相試験が昨年よりアメリカで始まっており，さらに OIT との組み合わせでの治験も行われている．
- わが国でも他の生物学的製剤の食物アレルギーへの適応拡大を目指したグローバル治験が始まっている．

3 経皮免疫療法

- ピーナッツアレルギーに対する経皮免疫療法に用いるパッチ（開発名：VIASKIN®）もフランスの DBV Technologies 社（https://www.dbv-technologies.com/）により開発が進められており，コロナパンデミックの影響で遅れていたが FDA の承認が見込まれている．
- これから 5 年間は食物アレルギーに対する免疫療法・薬物療法に関して大きな転換期を迎える可能性が高く，管理方法も劇的に変貌していく可能性を秘めている．

参考文献
1) Nagakura KI, Sato S, Yanagida N, et al. Novel immunotherapy and treatment modality for severe food allergies. Curr Opin Allergy Clin Immunol. 2017; 17: 212-9.
2) Wood RA, Kim JS, Lindblad R, et al. A randomized, double-blind, placebo-controlled study of omalizumab combined with oral immunotherapy for the treatment of cow's milk allergy. J Allergy Clin Immunol. 2016; 137: 1103-10. e11.
3) Yee CSK, Albuhairi S, Noh E, et al. Long-term outcome of peanut oral immunotherapy facilitated initially by omalizumab. J Allergy Clin Immunol Pract. 2019; 7: 451-61. e7.
4) MacGinnitie AJ, Rachid R, Gragg H, et al. Omalizumab facilitates rapid oral desen-

sitization for peanut allergy. J Allergy Clin Immunol. 2017; 139: 873-81. e8.

5) Yanagida N, Sato S, Asaumi T, et al. A single-center, case-control study of low-dose-induction oral immunotherapy with cow's milk. Int Arch Allergy Immunol. 2015; 168: 131-7.

6) Yanagida N, Sato S, Asaumi T, et al. Safety and efficacy of low-dose oral immunotherapy for hen's egg allergy in children. Int Arch Allergy Immunol. 2016; 171: 265-8.

7) Nagakura KI, Yanagida N, Sato S, et al. Low-dose oral immunotherapy for children with anaphylactic peanut allergy in Japan. Pediatr Allergy Immunol. 2018; 29: 512-8.

8) Nagakura KI, Yanagida N, Sato S, et al. Low-dose-oral immunotherapy for children with wheat-induced anaphylaxis. Pediatr Allergy Immunol. 2020; 31: 371-9.

9) Manabe T, Sato S, Yanagida N, et al. Long-term outcomes after sustained unresponsiveness in patients who underwent oral immunotherapy for egg, cow's milk, or wheat allergy. Allergol Int. 2019; 68: 527-8.

10) Makita E, Yanagida N, Sato S, et al. Long-term prognosis after wheat oral immunotherapy. J Allergy Clin Immunol Pract. 2020; 8: 371-4. e5.

〈海老澤元宏〉

1 | 口腔アレルギー症候群と 花粉–食物アレルギー症候群

エッセンス

口腔アレルギー症候群 oral allergy syndrome（OAS）は IgE 依存性の食物アレルギーにより口腔内や咽頭の刺激感（ピリピリ，イガイガ）やかゆみが出る状態を指す．

花粉–食物アレルギー症候群 pollen-food allergy syndrome（PFAS）は樹木・雑草花粉への感作とその交差反応を原因として IgE 依存性の食物アレルギーを呈する状態を指す．

PFAS の原因となるタンパクファミリーの多くは加熱や消化液に不耐性なために症状が口腔内・咽頭にとどまり，結果として OAS と重なることが多い．しかし，全身症状をきたす例外もある．

成人の果物・野菜へのアレルギーでは PFAS を疑い，花粉への感作とその交差反応の原因タンパクファミリーを意識した病態診断を行うことが，回避指導の決定やリスク管理に重要である．

OAS が主訴となることが多いが PFAS や果物・野菜へのアレルギーではない例としては甲殻類アレルギーやラテックス–フルーツ症候群などがある．

● 食物アレルギーにおいては学童期・思春期以降と乳幼児期の差異は複数あるが，最も大きな点の一つは「感作抗原と曝露抗原が異なる病態が多いか（前者），少ないか（後者）」である．

● 樹木や雑草の花粉に感作されると，花粉と植物性食物に共通して含まれるタンパクファミリーへの感作も成立し，果物・野菜や穀物・木の実などへの植物性

JCOPY 498-02616

[表1] 花粉-食物アレルギー症候群に関与する花粉と植物性食品

花粉と主な飛散時期		交差反応タンパクファミリー	交差反応が報告されている主な食物
カバノキ科 (2〜4月)	ハンノキ オオバヤシャブシ シラカンバ	PR-10 プロフィリン	バラ科 (リンゴ, モモ, サクランボ, ナシ, アンズ, ウメ, アーモンド) 大豆, ピーナッツ, キウイ, ヘーゼルナッツなど
ヒノキ科 (2〜5月)	ヒノキ	GRP	モモ, オレンジなど
イネ科 (5〜6月)	カモガヤ ハルガヤ オオアワガエリ	プロフィリン	ウリ科 (メロン, スイカ) ピーナッツなど
		ペルオキシダーゼ-1	小麦など
		β-グルコシダーゼ	
キク科 (8〜9月)	ブタクサ	プロフィリン	ウリ科 (メロン, スイカ, ズッキーニ, キュウリ) バナナなど
	ヨモギ	プロフィリン	セリ科 (セロリ, ニンジン, クミン, コリアンダー, パセリ) マンゴーなど
		LTP	モモ, マスタードなど

(日本小児アレルギー学会食物アレルギー委員会, 作成. 食物アレルギー診療ガイドライン 2021. 協和企画; 2021 を参考に作成)

食品へのアレルギーを発症することがある. この病態を花粉-食物アレルギー症候群 pollen-food allergy syndrome (PFAS) と呼び, 成人の果物・野菜へのアレルギーの原因では頻度が高い.

● PFAS の原因となるタンパクファミリーの多くは pathogenesis-related protein-10 (PR-10) やプロフィリンのような加熱や消化液により変性や分解が起きやすいタンパクである [表1]. そのため, アレルギー症状は口腔内や咽頭の刺激感 (ピリピリ, イガイガ) やかゆみとしてのみ出現し, 全身性の症状が出ることは少ない. この状態を, 原因病態を問わず口腔アレルギー症候群 oral allergy syndrome (OAS) と呼ぶことがある.

● すなわち, PFAS が「病態から定義される疾患群」であるのに対し, OAS は「症状から定義される疾患群」である. [図1] に示すように, PFAS と OAS の両者の特性を共有する疾患は多いものの, PFAS であっても OAS ではない場合もあれば〔例: ヒノキ花粉中のジベレリン制御タンパク gibberellin-regulated protein (GRP) 感作やヨモギ花粉中の脂質輸送タンパク lipid

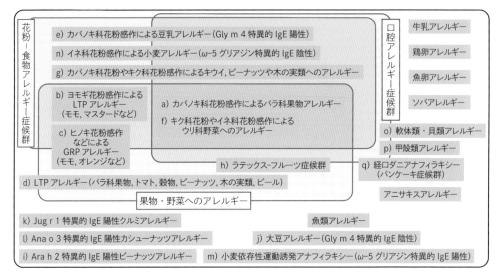

［図1］IgE 依存性食物アレルギーの種類と PFAS, OAS, 果物・野菜へのアレルギーとの包含関係

transfer protein（LTP）感作による重症モモアレルギー（⇨第 4 章の 1）〕, OAS であっても PFAS ではない場合もある〔例：経口ダニアナフィラキシー（⇨第 3 章の 5）やラテックスｰフルーツ症候群（⇨第 4 章の 6）〕.

- PFAS と OAS はしばしば同義のように語られ, 患者のみならず医療者にも誤解されることがあり, これが回避指導の決定やアナフィラキシーのリスク評価において混乱をもたらしている面がある.

- OAS を主訴とするような場合であっても抗原の摂取量や運動・飲酒などの co-factor（⇨第 2 章の 1）によってはアナフィラキシーなどの全身性の症状をきたす可能性があり, 抗原回避方針決定のためには原因病態を意識したアセスメントが必要である. したがって, 日常診療では OAS という用語は主訴や病歴のなかでは用いても, 診断名やアセスメントを表す用語としては使用しないことを推奨する.

- 本稿では以下, PFAS や OAS として頻度の高い食物を取り上げ, それぞれの病態が PFAS か否か, 出現する症状は主として OAS か否かを述べる. この点を押さえると成人食物アレルギーの病態理解が深まるため,［図1］と対比しながら読み進めていただきたい.

JCOPY 498-02616

1　リンゴ，モモ，サクランボなどのバラ科果物 ［図 1-a, b, c, d］

- 加熱や消化液に不耐性である PR-10 やプロフィリンへの感作を原因とする病態［図 1-a］と，加熱や消化液に安定して耐性である LTP や GRP への感作を原因とする病態［図 1-b, c, d］に分けられる．頻度は前者が高いが，重症度は後者が高い．OAS が主な症状であれば前者を疑い，アナフィラキシーを起こしたり加熱（アップルパイなど）や加工（ジャムなど）された食材でも症状が出現する時には後者を疑う．

- PR-10 やプロフィリンへの感作の原因はハンノキやシラカンバなどのカバノキ科花粉への感作であり，PFAS のなかで最も頻度が高い病態である［図 1-a］．バラ科果物の PR-10 への感作を直接確認する検査はないが，大豆の PR-10 である Gly m 4 への特異的 IgE は検査可能で，「豆乳で OAS 症状やその他即時型アレルギー症状（持続する腹痛など）が出たことがあるかどうか」の問診と Gly m 4 特異的 IgE 検査が病態診断に有用である［図 1-e］．原因食材をすべて回避する必要はなく，一般に缶詰やジャムなどに加工された食品であれば摂取可能である．

- LTP は果肉よりも果皮に多く含まれており，その感作の主な原因としては PFAS ではなく「これらの果物を果皮付きで食べることによる経腸管感作」と考えられている［図 1-d］．しかし，一部の患者ではヨモギ花粉感作により LTP 含有食材へのアレルギー症状が出る（すなわち PFAS の病態である）ことが知られている［図 1-b］．症状は全身にわたり，特に運動などの co-factor が組み合わさるとアナフィラキシーを発症しやすい．LTP に対する保険適用で利用可能な特異的 IgE 検査は存在しないため，診断にはこれらについての問診のほか，果皮と果肉を分けた皮膚プリックテストが参考となる．

- GRP は果肉に多く含まれ，その感作経路は経腸管のほか，ヒノキ花粉中の GRP に対する経気道的感作（すなわち PFAS）の可能性も推定されている［図 1-c］．症状は全身にわたり，特にモモによる重篤なアナフィラキシーをきたした患者ではその鑑別に GRP アレルギーをあげることが重要である（⇨第 4 章の 1）．

2　メロン，スイカなどのウリ科の野菜 ［図 1-f］

- ブタクサ花粉やカモガヤ花粉中に含まれるプロフィリンへの感作を原因とする PFAS として最も多いのがウリ科の野菜へのアレルギーである［図 1-f］．プロ

フィリンは加熱や消化液に不耐性であるため，症状は OAS となる．

3　トマト ［図 1-d］

- LTP への感作によるトマトアレルギーも存在する［図 1-d］．加工品（トマト
  ケチャップ，トマトピューレや市販のトマトジュース）でも症状が出現し，ア
  ナフィラキシーを起こすこともある．

4　キウイ，マンゴー，バナナなどの南国フルーツ ［図 1-g, h］

- 南国フルーツアレルギーの原因は PFAS である場合もあれば［図 1-g］，ラテッ
  クスへの交差反応である場合（ラテックス-フルーツ症候群）もある［図 1-h］．
  いずれも症状は OAS にとどまることが多いが曝露量によっては全身症状をき
  たしうる．
- 前者であればカバノキ科花粉中の PR-10 感作によるキウイアレルギーやキク
  科（ブタクサ，ヨモギ）花粉中のプロフィリンによるバナナやマンゴーへのア
  レルギーがある．
- 後者は南国フルーツだけでなく，アボカドやクリ，メロンなどにも症状をきた
  すことがあり，ラテックス製品（医療器具，ゴム手袋，玩具，コンドームなど）
  への過敏症状の問診，ラテックスやそのアレルゲンコンポーネントである Hev
  b 6.02 特異的 IgE が診断に有用である（⇨第 4 章の 6）．

5　ピーナッツ ［図 1-d, g, i］

- ピーナッツアレルギーの病態や症状は感作コンポーネントにより多彩である．
  感作抗原が加熱や消化液に耐性のコンポーネントである Ara h 2（2S アルブミ
  ン）の場合［図 1-i］や Ara h 9（LTP）である場合［図 1-d］では少量摂取で
  も重篤なアナフィラキシー症状をきたしうる．一方，Ara h 8（PR-10）や Ara
  h 5（プロフィリン）にのみ感作されている場合の症状は OAS にとどまる［図
  1-g］．Ara h 2 抗原特異的 IgE 抗体は保険適用で測定できる（⇨第 2 章の 2）．

6　大豆 ［図 1-e, j］

- 大豆は加工されてさまざまな食品となり，大豆製品に対するアレルギー症状を
  詳細に聴取することは感作様式や病態を推定する上で役に立つ（⇨第 4 章の 2）．
  加工度が低いものから順に「豆乳・きなこ・枝豆・もやし」「ゆば・豆腐」「が

んもどき・油揚げ」「醤油・味噌・納豆などの発酵食品」に分けられ，この順番にPR-10の含有量が低下する．

- カバノキ科花粉中のPR-10感作によるPFASとして「豆乳・きなこ・枝豆・もやし」へのOASが生じることがあり，特に豆乳では摂取量次第でOASのみならずアナフィラキシーをきたすこともある［図1-e］．PR-10への感作の程度や摂取量によっては「ゆば・豆腐」でも症状が出ることがある．

- 大豆のPR-10であるGly m 4への特異的IgEは保険適用で測定可能であり，PFASによる大豆アレルギーではGly m 4とカバノキ科花粉（ハンノキ，シラカンバ）特異的IgEが陽性～強陽性となり，大豆特異的IgEは陰性～弱陽性となるのが一般的である．一方で，PFASを原因としない大豆アレルギーは加工度が高い食品でも全身性の症状が出現する可能性があり，この場合にはGly m 4特異的IgEは陰性となる［図1-j］．

7 クルミ，カシューナッツ，アーモンド，その他の木の実類 ［図1-d, g, k, l］

- クルミやカシューナッツなど木の実類へのアレルギーも感作されるコンポーネントにより，病態や症状が異なる（⇨第2章の2および第3章の4）．

- 加熱や消化液に耐性のコンポーネントであるクルミJug r 1やカシューナッツAna o 3に感作された場合には少量摂取でも重篤なアナフィラキシー症状をきたしうる［図1-k, l］．

- また，クルミ，アーモンド，マカダミアナッツ，ヘーゼルナッツではLTPへの感作を原因とした全身症状が出ることがある［図1-d］．一方で，カシューナッツやピスタチオ，松の実などのLTP含有は乏しい．

- 症状が重篤ではなくOASにとどまり，かつカバノキ科花粉への感作が陽性の場合には同花粉中のPR-10やプロフィリンへの感作によるPFASの可能性を考える［図1-g］．なお，アーモンドはバラ科であるため，上記1の項目のようなバラ科果物に準じた評価を行う．

8 小麦などの穀物 ［図1-m, n］

- 成人発症の小麦アレルギーの大部分はω-5グリアジンへの感作が陽性である小麦依存性運動誘発アナフィラキシーであるが（［図1-m］，⇨第3章の2），イネ科花粉への感作によるPFASとして穀物アレルギーを発症する方もいる［図1-n］．

1

口腔アレルギー症候群と花粉-食物アレルギー症候群

- PFAS による穀物アレルギーは OAS が主症状であるが，イネ科花粉の飛散期である 5〜6 月にかけて症状が最も強く，小麦アレルギーの場合でも ω-5 グリアジン特異的 IgE は陰性となるのが特徴である．

9 甲殻類，軟体類・貝類やダニ，昆虫類へのアレルギー ［図 1-o, p, q］

- これらにはいずれもトロポミオシンやアルギニンキナーゼが共通に含まれ，抗原同士に部分的交差性があることが知られているが，いずれも動物性タンパクであり植物性抗原を原因とする PFAS とは病態は異なる．
- 症状が OAS にとどまることもあるが，co-factor や摂取量によっては全身症状をきたす場合もある（［図 1-o, p, q］，⇨第 3 章の 2，第 3 章の 5，および第 4 章の 12）．

〈正木克宜〉

2 食物依存性運動誘発アナフィラキシー

エッセンス

 原因食物摂取後の運動負荷によってアナフィラキシーが誘発される病態である.

 発症機序は IgE 依存性で,10〜20 歳代以降に発症することが多く,男性に好発する.

 原因食物は小麦,甲殻類が多いが,最近は果物の報告が増加している.成人の小麦での場合,90%以上でω-5 グリアジン特異的 IgE 抗体価が陽性となる.

 食後 2 時間以内の運動による発症が大部分であるが,食後最大 4 時間を経過して発症したとする報告もある.

 運動以外でも,非ステロイド性抗炎症薬の内服やアルコール摂取でも同様の病態が起こりえ,それらの指導が重要である.

1 概念

- 食物依存性運動誘発アナフィラキシー food-dependent exercise-induced ana-phylaxis(FDEIA)は,原因食物の摂取単独または運動負荷単独では症状は出現しないが,原因食物摂取後の運動負荷によってアナフィラキシーが誘発される病態である[1].

2 臨床像

- 10〜20 歳代以降に発症し,男性に好発する.

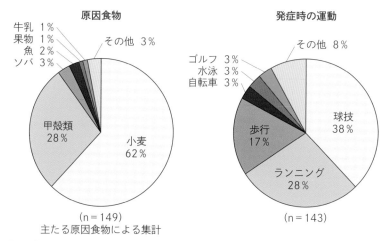

原因食物　　　　　　　　　発症時の運動

牛乳　1%
果物　1%
魚　2%
ソバ　3%
その他　3%
甲殻類 28%
小麦 62%
（n＝149）
主たる原因食物による集計

その他　8%
ゴルフ　3%
水泳　3%
自転車　3%
歩行 17%
ランニング 28%
球技 38%
（n＝143）

［図1］原因食物と発症時の運動

（日本小児アレルギー学会食物アレルギー委員会, 作成. 食物アレルギー診療ガイドライン
2021. 協和企画; 2021, p.196, 図 13-1 より, 許諾を得て転載）

- 原因食物は, 小麦と甲殻類が多いが[2, 3], 果物の報告が増加している[4~6]［図1］.
- 小麦による FDEIA は小麦依存性運動誘発アナフィラキシー wheat-dependent exercise-induced anaphylaxis（WDEIA）とも呼ばれる[7].
- 摂取後の運動以外でもさまざまな要因が症状惹起の誘因となることがあり[8~12]［表1］, 複数の要因が組み合わさることで, さらに症状が誘発されやすくなる[12].
- 誘発症状として皮膚症状はほぼ全例に認められ, 呼吸器症状は約 70%, ショック症状は約 50%の症例に認められる[3].
- 半数以上が再発し, 頻回に繰り返す症例もある[2].
- 食後から運動開始までは 2 時間以内で, 運動開始から発症までは 1 時間以内が多い[3]が, なかには食後 4 時間の運動で症状をきたした例がある.
- 発症時の運動は, サッカーやランニングなど運動負荷の大きい種目が多い[8, 13]が, 散歩や入浴で発症した例もある[11].

3　病態の特徴

- アレルゲン特異的 IgE 抗体が関与する即時型アレルギー反応である.
- 運動により腸管上皮からの透過性が亢進し, アレルゲンの吸収が促進されることで発症すると考えられている[14].

JCOPY 498-02616

[表1] 症状惹起に関与する運動以外の要因

全身状態	疲労，寝不足，感冒
自律神経	ストレス
女性ホルモン	月経前状態
気象条件	高温，寒冷，湿度
薬剤	NSAIDs（アスピリンなど）
その他	アルコール摂取，入浴，花粉飛散時期

NSAIDs：非ステロイド性抗炎症薬
（日本小児アレルギー学会食物アレルギー委員会，作成．食物アレルギー
診療ガイドライン2021. 協和企画; 2021, p.195, 表13-1より，許諾を得
て転載）

- 原因食物摂取と誘因の組み合わせによる症状惹起の再現性は低い[3, 15]．つまり原因食物の摂取と運動負荷やその他の誘因が組み合わされば必ず誘発されるわけではない．

- 運動をしなくとも，アスピリンなどの非ステロイド性抗炎症薬 non-steroidal anti-inflammatory drugs (NSAIDs) の服用によって IgE 依存性の食物アレルギー症状が誘発されることがある．

- NSAIDsによる症状惹起の機序としては，① 消化管粘膜からのアレルゲン吸収の増加作用[16]，② シクロオキシゲナーゼ（COX）阻害作用によりプロスタグランジン（PG）合成を抑制し，マスト細胞からのロイコトリエン産生を増強する作用[17] による影響が考えられている．

- アスピリン前投薬により皮膚テストの原因アレルゲンに対する反応が増強されることも示されている[18]．

4　診断のポイント

1）問診

- 食後から2時間（〜最大4時間）以内の運動負荷でアレルギー症状を呈した場合には FDEIA を疑う．運動との関連性が明らかでない場合は薬剤内服など発症時の状況についても確認する．

2）検査

- わが国の論文報告例の集計によると，特異的 IgE 抗体の陽性率は，約80%，皮膚テストは約90%である[8]．

- 最も頻度の高い WDEIA の主要原因アレルゲンはω-5グリアジンと高分子量グ

ルテニンとされており，ω-5グリアジン特異的IgE抗体は測定可能である．

- 成人WDEIA症例の90%以上でω-5グリアジン特異的IgE抗体価が陽性であると報告されている[7]．
- ただし20歳以下のWDEIA症例においてはω-5グリアジン特異的IgE抗体の陽性率は高くはなく，かわりに高分子量グルテニン特異的IgE抗体の陽性率が高い[7]ため注意を要する．
- 甲殻類の原因アレルゲンは不明であり，感度・特異度の高い血液検査はない．血中IgE抗体は偽陰性が多く，必要に応じてprick-to-prick testを考慮する．
- モモなどのバラ科果物や柑橘系果物でのアレルゲンとしてgibberellin-regulated protein（GRP）が同定されている．GRPは熱や消化酵素に耐性を有しているためIgEエピトープを有した状態で腸管に到達しうる．臨床での簡便な検査法は確立されていないが，バラ科のモモやイチゴ，またブドウの摂取後の運動でFDEIAが誘発された報告があり参考とする[4~6]．
- 誘発試験は安全確保のため，食物経口負荷試験の経験が豊富な専門の施設で，入院での実施が望ましい．
- 小麦単独負荷と比較して，アスピリン前投薬後の小麦負荷で血中グリアジン濃度が上昇し[19]，誘発閾値も低下すること[12]が報告されている．
- 初回の誘発試験は「食物＋運動負荷」で行う．アスピリンの前投与は，初回の誘発試験では行わず，その結果が陰性であった場合に考慮する．

5 管理の実際

- 最も重要なことは生活指導で運動2～4時間前の原因食物摂取を禁止することである．
- 誤食等や口腔アレルギーなど軽度の症状が現れた場合，2～4時間は運動を禁止する．
- 原因食物の摂取と，その他の誘因の組み合わせに関しても注意を促す．
- NSAIDsに関しては，心疾患などに対する低用量アスピリン療法でも誘発因子となりうる．
- 頻回発症例や重症例にはアドレナリン自己注射薬（エピペン®）を携帯させることが望ましい［表2］．
- 学校においては担任，養護教諭や保健体育科教諭との情報共有も重要である．
- アナフィラキシー発症時の対応はアドレナリン筋注である．

[表2] 生活指導

1. 運動前に原因食物を摂取しない.
2. 原因食物を摂取した場合, 食後最低 2 時間 (可能であれば 4 時間) は運動を避ける.
3. 非ステロイド性抗炎症薬内服時やその他の誘因がある状況下では原因食物を摂取しない.
4. ヒスタミン H_1 受容体拮抗薬, アドレナリン自己注射薬を携帯する.
5. 皮膚の違和感など前駆症状が出現した段階で安静にし, 必要に応じて, 投薬・医療機関受診をする.

(日本小児アレルギー学会食物アレルギー委員会, 作成. 食物アレルギー診療ガイドライン 2021. 協和企画; 2021, p.200, 表 13-2 より, 許諾を得て転載)

- ●薬剤による予防効果は確立したものはない.
- ●ω-5 グリアジン特異的IgE 抗体陽性の WDEIA 症例の長期予後は不良の可能性が高く[20], 注意深く経過を観察していく.

 参考文献

1) 海老澤元宏, 伊藤浩明, 藤澤隆夫, 監修. 日本小児アレルギー学会食物アレルギー委員会, 作成. 食物アレルギー診療ガイドライン 2021. 東京: 協和企画; 2021.
2) Manabe T, Oku N, Aihara Y. Food-dependent exercise-induced anaphylaxis among junior high school students: a 14-year epidemiological comparison. Allergol Int. 2015; 64: 285-6.
3) Asaumi T, Yanagida N, Sato S, et al. Provocation tests for the diagnosis of food-dependent exercise-induced anaphylaxis. Pediatr Allergy Immunol. 2016; 27: 44-9.
4) Hotta A, Inomata N, Tanegasima T, et al. Case of food-dependent exercise-induced anaphylaxis due to peach with Pru p 7 sensitization. J Dermatol. 2016; 43: 222-3.
5) Inuo C, Okazaki F, Shiraki R, et al. Generalized allergic reaction in response to exercise due to strawberry gibberellin-regulated protein: a case report. Allergy Asthma Clin Immunol. 2022; 18: 49.
6) Kobayashi T, Shimojo N, Nakamura M, et al. A case of food-dependent exercise-induced anaphylaxis due to grape gibberellin-regulated protein. Pediatr Allergy Immunol. 2022; 33: e13850.
7) Morita E, Matsuo H, Chinuki Y, et al. Food-dependent exercise-induced anaphylaxis — importance of omega-5 gliadin and HMW-glutenin as causative antigens for wheat-dependent exercise-induced anaphylaxis. Allergol Int. 2009; 58: 493-8.
8) 原田 晋, 堀川達弥, 市橋正光. Food-Dependent Exercise-Induced Anaphylaxis (FDEIA) の本邦報告例集計による考察. アレルギー. 2000; 49: 1066-73.
9) Bito T, Kanda E, Tanaka M, et al. Cows milk-dependent exercise-induced anaphylaxis under the condition of a premenstrual or ovulatory phase following skin sensitization. Allergol Int. 2008; 57: 437-9.
10) Jo EJ, Yang MS, Kim YJ, et al. Food-dependent exercise-induced anaphylaxis occurred only in a warm but not in a cold environment. Asia Pac Allergy. 2012; 2: 161-4.
11) 松本亮典, 小川晃弘, 牧野琢丸, 他. 耳鼻咽喉科で経験した食物依存性運動誘発アナ

フィラキシー（FDEIA: Food-Dependent Exercise-Induced Anaphylaxis）症例の検討. アレルギー. 2009; 58: 548-53.

12) Christensen MJ, Eller E, Mortz CG, et al. Wheat-dependent cofactor-augmented anaphylaxis: a prospective study of exercise, aspirin, and alcohol efficacy as co-factors. J Allergy Clin Immunol Pract. 2019; 7: 114-21.

13) Romano A, Scala E, Rumi G, et al. Lipid transfer proteins: the most frequent sensitizer in Italian subjects with food-dependent exercise-induced anaphylaxis. Clin Exp Allergy. 2012; 42: 1643-53.

14) Pals KL, Chang RT, Ryan AJ, et al. Effect of running intensity on intestinal permeability. J Appl Physiol (1985). 1997; 82: 571-6.

15) Kohno K, Matsuo H, Takahashi H, et al. Serum gliadin monitoring extracts patients with false negative results in challenge tests for the diagnosis of wheat-dependent exercise-induced anaphylaxis. Allergol Int. 2013; 62: 229-38.

16) Yokooji T, Fukushima T, Hamura K, et al. Intestinal absorption of the wheat allergen gliadin in rats. Allergol Int. 2019; 68: 247-53.

17) Suzuki Y, Ra C. Analysis of the mechanism for the development of allergic skin inflammation and the application for its treatment: aspirin modulation of IgE-dependent mast cell activation: role of aspirin-induced exacerbation of immediate allergy. J Pharmacol Sci. 2009; 110: 237-44.

18) 泉佳菜子, 相原道子, 池澤善郎. 非ステロイド性抗炎症薬（NSAIDs）による即時型食物アレルギーの増強効果: わが国における最近 10 年の報告例の検討. アレルギー. 2009; 58: 1629-39.

19) Matsuo H, Morimoto K, Akaki T, et al. Exercise and aspirin increase levels of circulating gliadin peptides in patients with wheat-dependent exercise-induced anaphylaxis. Clin Exp Allergy. 2005; 35: 461-6.

20) Hamada Y, Chinuki Y, Fukutomi Y, et al. Long-term dynamics of omega-5 gliadin-specific IgE levels in patients with adult-onset wheat allergy. J Allergy Clin Immunol Pract. 2020; 8: 1149-51. e3.

〈近藤康人〉

3 | 魚アレルギーとアニサキスアレルギー

エッセンス

魚（魚肉）を食べた後に生じたアレルギー（ときにアレルギー様）症状では① 魚（魚肉）アレルギー，② アニサキスアレルギー，③ ヒスタミン中毒を鑑別診断として考える．

原因食物の摂取から発症までの経過時間が長い場合はアニサキスアレルギーを，同じメニューを食べた者にも同様の症状がみられた場合にはヒスタミン中毒を優先的に疑う．

魚アレルギーの場合，特定の魚種以外の魚介類は摂取可能な場合があるので，缶詰やすり身，加熱されたメニューなどの食料品から食物経口負荷試験を行ってみる．

1 概念

- 魚（魚肉）アレルギー fish allergy（FiA）とアニサキスアレルギー *Anisakis allergy*（AA）は独立した疾患概念ではあるが，実は強固に関連している．なぜなら，寄生虫アニサキス（*A. simplex*, *A. physeteris*, *P. decipiens* の 3 種の総称）は魚肉に含まれており，同定されている魚肉とアニサキスのなかのアレルゲンには共通した汎アレルゲンや高い相同性を有したタンパク質の存在が複数知られているからである．
- つまり，魚料理を食べた後に生じたアレルギー症状を見たら，必ず両者を想定すべきである．いずれも経口摂取したアレルゲンと宿主体内で産生された特異的 IgE との結合により生じる即時型アレルギー反応が基本的な病態である．
- 厳密にはアニサキスは寄生虫であり，ヒトにとっては食物ではないため，食物関連アレルギーと分類されることもある．

- 胃や小腸の消化管アニサキス症もアニサキスが穿入した消化管粘膜局所のアレルギー症状である〔gastro-allergic anisakiasis（GAA）〕という考え方もあるが，誤解を招くおそれがあるため本稿では詳しく述べない．

2 臨床像

- 原因食物の摂取（FiA）もしくはアニサキスに汚染された魚介類の摂取（AA）後に皮膚瘙痒感，膨疹，呼吸困難，嘔気・嘔吐，腹痛，下痢などの各臓器のアレルギー症状，あるいはアナフィラキシー（ショック）をきたす．
- 新規発症した成人食物アレルギーの原因食物として魚類は第3位である[1]．ちなみに1位は甲殻類であり，海産物（シーフード）は成人食物アレルギーの主要な誘因といえる．両者と診断された症例のなかに，実際には AA の症例が紛れ込んでいるのではないかとも考えられている．
- FiA，AA ともアレルギー症状を呈する前に摂取した食物は海産物のことが多いが，淡水魚の摂取後に生じるアレルギーも時々経験する．AA では漁獲地が淡水内でも海水域での生活環を有する回遊魚（ウナギ，サケ，ニジマス）や最終宿主である海棲大型哺乳動物（イルカ，クジラ）にも注意されたい．
- いずれも即時型アレルギー反応であるため，原因食物の摂取から15分～1時間以内に発症することが多いが，co-factor が関与する症例では喫食した店舗からの帰宅途中や帰宅後の入浴中などに症状が出現することもある．
- AA ではアニサキスに汚染された魚介類の摂取から数時間～1日程度経過してから症状を呈することがあるため，問診時には発症から遡って24時間前までの行動すべてを聞き出すことを心がけたい．寿司や刺身を食べた翌日の明け方～朝にかけてのアレルギー症状は AA が非常に疑わしい，と筆者は考えて診療している．
- 消化器症状が初発で，遅れて皮膚・粘膜症状をきたすことが AA では時々みられる．

3 病態の特徴

- FiA，AA とも全国的な疫学の調査結果に乏しい．FiA に関しては，諸外国の報告では人口全体で1％程度とされているが，文献により0～7％と差異が大きい[2]．傾向として臨海部で魚介類の摂取機会が多い地域では有病率が高いとされる．

[表1] 同定されている魚類・アニサキスのアレルゲン

魚類の主なアレルゲン		
名称	分子量 (×10³)	
パルブアルブミン	11〜12	
コラーゲン	130〜140	
エノラーゼ	50	
アルドラーゼ	40	
トロポミオシン	33	
アニサキスの主なアレルゲン		
名称	分子量 (×10³)	
Ani s 1 （Kunitz 型トリプシンインヒビター）	21	耐熱性
Ani s 2 （パラミオシン）	97	
Ani s 3 （トロポミオシン）	41	
Ani s 4 （システインプロテアーゼインヒビター）	9	耐熱性
Ani s 5 （SXP/RAL-2 ファミリータンパク質）	15	耐熱性
Ani s 6 （セリンプロテアーゼインヒビター）	7	
Ani s 7 （繰り返し構造を持つタンパク質）	139	
Ani s 8 （SXP/RAL-2 ファミリータンパク質）	15	耐熱性
Ani s 9 （SXP/RAL-2 ファミリータンパク質）	14	耐熱性
Ani s 10 （繰り返し構造を持つタンパク質）	21	
Ani s 11 （繰り返し構造を持つタンパク質）	27	
Ani s 11-like （繰り返し構造を持つタンパク質）	16	耐熱性
Ani s 12 （繰り返し構造を持つタンパク質）	31	
Ani s 13 （ヘモグロビン）	37	
Ani s 14 （新規タンパク質）	23.5	
トロポニン C	21	

- 愛知県で行われた調査でアレルギー症状がみられたことがあった魚種としてサケ，タラ，タイが上位にあげられ，魚の生物学的な系統による分類や魚の可食部（筋肉）の色による分類（青魚，白身，赤身）による発生頻度の差は認められなかった[3].

- FiA と AA の主なアレルゲンを [表1] に示した．FiA のメジャーアレルゲンは水溶性のパルブアルブミン（PA）である．PA はカルシウム結合性の低分子量（$11 \times 10^3 \sim 12 \times 10^3$）のアルブミンであり，他のアレルゲンとしてはコラーゲン（約3割の症例で反応）やトロポミオシン，エノラーゼ，アルドラーゼなど

が知られている．エノラーゼ，アルドラーゼは魚肉と鶏肉の間で交差反応を生じ，「魚鶏肉症候群 fish-chicken syndrome」という呼称が提唱されている[4]．PA の β type のアイソマーは食用カエル肉との交差反応も報告されているので注意が必要である[5]．

● AA は一般的にはアニサキスの寄生率が高い魚介類（サバ，アジ，カツオ，イワシ，イカなど）の生食後に症状を示すことが多いが，寄生頻度が低いと考えられている魚介類や，加熱食品，缶詰，エキス程度でも症状をきたす症例も実臨床では存在するので患者個々で食事指導を練る必要がある．

● AA ではこれまでに 16 種類のアレルゲンが同定されており，半数程度が耐熱性であり，アニサキス頭部付近の排泄孔からの排泄・分泌 excretory/secretory（ES）タンパク質がアレルゲンの場合，虫体を除去しても食料品内に遺残しやすくなってしまう．

● 魚介類全般にアニサキス幼虫は寄生する可能性を有するものの，患者ごとにそれぞれの発症閾値のアレルゲンが含有されていなければ発症せず，そもそもアニサキスが寄生したことがない魚介類の個体を摂取することのほうが多いわけであり，発症するかどうかは食べてみないとわからない．不謹慎かもしれないが "ロシアンルーレット" のようなアレルギーと表されることもある．

4 診断のポイント

● FiA では症状発症前の食事を含む全行動と co-factor になりうる因子（飲酒，服薬，疲労・ストレス，月経周期など）に関する詳しい問診，スクリーニング兼補助検査として血液中の特異的 IgE 抗体検査（CAP-FEIA），皮膚プリックテストを外来で行う．既存の検査試薬では反応が乏しい場合も少なくなく，新鮮な魚肉を持参してもらい prick-to-prick test を行う．

● FiA の確定診断には食物経口負荷試験を要する．上述した汎アレルゲンや交差反応による血液検査の偽陽性率の高さに留意し，発症の誘因となった魚種が負荷試験で陽性であっても，他の魚種では陰性を示すこともあるため[6]，患者の QOL 維持・向上を目指し負荷試験は積極的に行うべきかと考える．一方で，寿司コースや刺身盛り合わせなどを喫食した後に発症したケースでは項目数が多岐にわたり，成人では患者の経済的・社会的負担についても配慮すべきと考える．

● AA では上述した原因食物の摂取から発症までの経過時間の長さ，職歴〔調理

師（寿司，日本料理），飲食店勤務，水産業，漁師，養殖業など〕やライフスタイル（海洋に入る機会，釣り，水棲生物の飼育など）も診断のヒントになることがある．

- 明確なエビデンスはないが，複数回発症しており，常に異なる魚種でアレルギー症状を呈している場合にはAAを筆者は優先的に考えている．また，魚介類を摂取後に生じたアレルギー症状の症例では必ずアニサキス特異的IgEを選択することをルーティンにすべきと当施設では指導している．

- AAでは衛生上，倫理上の観点から経口負荷試験を積極的に行うことは困難であり，検査としての特異度が低い[7] とはいえアニサキス特異的IgE検査に診療が依存しているのが現状である．

- FiA，AAと必ず鑑別対象にあがるのがヒスタミン中毒（スコンブロイド中毒とも⇨第3章の6）である．同じメニューを食べた者にも同様の症状がみられた場合にはヒスタミン中毒を強く疑う．

- また，非常に稀と考えるが，AAと同様の食物関連アレルギーとして，養殖魚における抗菌薬アレルギーや成長ホルモン製剤アレルギーにも留意すべきである．

- 魚肉に含まれる金属でアレルギー症状をきたす症例も散見される．いずれは環境汚染物質である海洋プラスチックごみによる過敏症やアレルギーも考慮すべき時代が来る可能性を危惧している．

5　管理の実際

- 他の食物アレルギーと大きく変わらず，原則的には原因食物の同定を行い，最小限の除去を指導する．

- FiA患者の半数程度は特定の魚種だけでなく，魚全般に対して反応すると考えられていたが[8]，近年ではすべての魚種の除去が必要という考えは棄却されるようになってきた．

- 食物経口負荷試験により，症状が誘発される魚種や加工度の閾値を推し量ることが理論上は可能である．しかしながら，実臨床，特に成人では飲食店で多種の魚介類を提供され，細やかな除去が困難であり，誤食・再発を生じる事例は決して少なくない．また，上述したようにPAやコラーゲン，トロポミオシンなど海洋生物（軟体動物，貝類）や節足動物（甲殻類，昆虫類）に共通した汎アレルゲンに感作している症例では広範囲の食物除去を要することも少なくない．

- 本邦では，原因となる魚種が限定的であっても寿司店や海鮮料理専門店で原因食物のアレルゲンが調理器具（包丁，まな板，菜箸，食器）やゆで汁，揚げ油，あるいは職人の手の中でコンタミする機会を忘れてはならない．魚醤や魚粉，魚由来のエキス，オイスターソース，粉砕した鰹節パウダーなどで症状が誘発されるケースもある．

- 加熱調理により水溶性タンパク質である PA は免疫原性（抗原性）が低下することが知られている．120℃，1 時間以上の加熱でカルシウム結合能が低下し，IgE との反応性が低下することが近年の水産学研究で示されている[9]．同じ加熱でも「煮る」ことが有益であると考えられているが，魚種によってその影響は異なるなど一定した結果は得られていない[10]．

- 上述のしっかりとした加熱処理に加え，"水さらし"や高圧処理が魚アレルゲンの抗原性を減弱させるという報告もあり，除去解除する際に同じ魚種でもすり身食品や缶詰の商品から試してみることは良案なのかもしれない．ただしコラーゲンは不溶性であり，"水さらし"の効果は乏しい．

- マグロ，カジキ，カツオといった"赤身魚"は PA の含有量が少ないことが知られ，除去解除する筆頭候補になりやすいかもしれない．同じ魚でも，部位によって含有量が異なる（背側/吻側に多く腹側/尾側に少ない，血合いの部分は少ない等）という報告から[11]，部位を適切に管理すれば患者の除去レベルを緩和できる可能性がある．

- 将来的な治療戦略として，分子生物学の進歩により低アレルゲン化魚の作製やそれらを用いた免疫療法に期待が寄せられている．

- 一方，AA に関しては食事制限をどうすべきか明確な基準・方針を欠くため指導に苦慮する．感染症（寄生虫症）である消化管アニサキス症の場合には，生きたアニサキスが駆虫されていれば発症を防げるが，アレルギーの場合には症例ごとに感作されたアレルゲン（コンポーネント）が異なり，加熱・加工・ヒトによる消化作用に耐性を有したアレルゲンに感作している場合には広範囲な食物除去を指導せざるを得ない．

- また ES アレルゲンに汚染された食料品を摂取する場合にはアニサキスが駆虫された後も，その周囲にアレルゲンが残留している可能性を考慮する必要がある．当施設ではアナフィラキシーを生じた症例，喘息やアトピー性皮膚炎など重症化リスクが高い症例，特異的 IgE が高値の症例では一定期間の魚介類の完全除去を指導している．

JCOPY 498-02616

- ヒスタミン中毒に対しての予防策は新鮮な魚肉を選択・購入することだが，飲食店で加工調理された状況では消費者は"危ない"料理を回避することができない．実際，過去約20年間の調査で発生が最も多いのは飲食店（外食）で，原因となった魚種では日本人が頻繁に口にするマグロ，カジキ，サバが多いことが報告されており[12]，発症する（当たる）かどうかは特に外食では"運次第"としかいえない．

- 魚介類の過度な除去により不足する可能性がある栄養素はビタミンDとカルシウムであり，小児ではくる病や低身長など成長障害の，成人では骨粗鬆症などの骨代謝疾患の誘因になりうる．ビタミンDは鶏卵，豚肉，きのこ類（きくらげ等）で，カルシウムは乳製品，大豆製品，葉物野菜，海藻類でそれぞれ補充することを食事指導の際に行う．含有量のほか，吸収量に差があるため，アレルギーにも専門的な知識を有する栄養士による指導も有益である．

 参考文献

1) 今井孝成, 杉崎千鶴子, 海老澤元宏. 消費者庁「食物アレルギーに関連する食品表示に関する調査研究事業」平成29（2017）年即時型食物アレルギー全国モニタリング調査結果報告. アレルギー. 2020; 69: 701-5.
2) 海老澤元宏, 伊藤浩明, 藤澤隆夫, 監修. 日本小児アレルギー学会食物アレルギー委員会, 作成. 食物アレルギー診療ガイドライン2021. 東京: 協和企画; 2021.
3) 高松伸枝, 近藤康人. 愛知県における魚アレルギー患者の横断的研究. 別府大学大学院紀要. 2022; 24: 93-100.
4) Kuehn A, Codreanu-Morel F, Lehners-Weber C, et al. Cross-reactivity to fish and chicken meat — a new clinical syndrome. Allergy. 2016; 71: 1772-81.
5) 濱田友貴. 魚貝類アレルゲンに関する食品化学的研究. 日本水産学会誌. 2005; 71: 527-30.
6) 中島陽一. 魚類・魚卵. 日本小児アレルギー学会誌. 2020; 34: 400-7.
7) Lorenzo S, Iglesias R, Leiro J, et al. Usefulness of currently available methods for the diagnosis of Anisakis simplex allergy. Allergy. 2000; 55: 627-33.
8) Sicherer SH. Clinical implications of cross-reactive food allergens. J Allergy Clin Immunol. 2001; 108: 881-90.
9) 小林征洋. 魚類主要アレルゲン（パルブアルブミン）のアレルギー反応性の低減化に関する研究. 浦上財団研究報告書. 2018; 25: 90-4.
10) 渡邊真衣. 魚肉のパルブアルブミン含有量に対する調理法の効果. 柴田学園研究紀要. 2022; 2: 1-10.
11) Kobayashi Y, Yang T, Yu CT, et al. Quantification of major allergen parvalbumin in 22 species of fish by SDS-PAGE. Food Chem. 2016; 194: 345-53.
12) 都丸亜希子, 登田美桜, 工藤由起子. 日本のヒスタミン食中毒事例における魚種およびヒスタミン生成菌に関する文献情報解析. 食品衛生学雑誌. 2022; 63: 109-17.

〈鈴木慎太郎〉

4 クルミなどの種実類アレルギー

エッセンス

 種実類のなかでもナッツ類のアレルギーは最近増えており，幼児から成人まで幅広い年齢層に患者が存在する．

 ナッツ類は即時型症状の臨床病型で発症し，重篤なアレルギー症状をきたしやすい．特にカシューナッツやクルミはアナフィラキシーを発症する頻度が高く，注意を要する．

 ナッツ類アレルギーはアレルギー症状の有無とアレルゲンコンポーネントを含む特異的IgE抗体の証明により診断できるが，原因となるナッツを特定できない場合には専門施設にて食物経口負荷試験で診断を確定する．

 コンポーネント診断では，クルミのJug r 1，カシューナッツのAna o 3に対する特異的IgE抗体検査は，各々の症状誘発の予測に有用である．

1 概念

- 食用とする種子のうち，穀類あるいは豆類以外の食品群を種実類としている．種実類のうち種子が堅い殻に包まれたものをナッツという．
- ナッツ類アレルギーはIgE依存性食物アレルギーで，ナッツ類は食物アレルギーの主要な原因食物である．
- 本稿では日常的に食する機会のあるクルミ，カシューナッツ，ピスタチオ，アーモンド，ヘーゼルナッツ，マカダミアナッツについて解説する．ゴマについては別稿（第4章の8）を参照されたい．

[表1] ナッツ類の主なアレルゲン

| ナッツ名 | 貯蔵タンパク | | | Pathogenesis-related (PR) proteins | | プロフィリン | オレオシン |
	11S グロブリン	7S グロブリン	2S アルブミン	PR-10	PR-14 (LTP)		
クルミ	Jug r 4	Jug r 2 Jug r 6	Jug r 1	Jug r 5	Jug r 3 Jug r 8	Jug r 7	
カシューナッツ	Ana o 2	Ana o 1	Ana o 3				
ヘーゼルナッツ	Cor a 9	Cor a 11	Cor a 14	Cor a 1	Cor a 8	Cor a 2	Cor a 12 Cor a 13
アーモンド	Pru du 6				Pru du 3	Pru du 4	
ペカン	Car i 2		Car i 1				
ピスタチオ	Pis v 2 Pis v 5	Pis v 3	Pis v 1				

2　臨床像

● 幼児期以降に即時型症状の臨床病型で発症することが多い.

● ナッツ類は即時型食物アレルギーの原因食物の第3位を占め，年齢別の新規発症例については，1，2歳で第2位，3〜6歳で第1位，7〜17歳で第2位である[1].

● 一般的にナッツ類は重篤な症状を呈しやすく，クルミはアナフィラキシーショックの原因食物の第4位である. 食物別のアナフィラキシーショックの発症率ではカシューナッツが18%，クルミが17%と高い[1].

● 食物経口負荷試験 oral food challenge（OFC）の陽性率はナッツごとで異なり，アーモンドやヘーゼルナッツでは OFC 陽性率，アナフィラキシー誘発率は低い.

● ひとつのナッツに対してアレルギーを有する患者と，複数のナッツに対してアレルギーを有する患者のいずれも存在する.

● 乳幼児期に発症する鶏卵，牛乳，小麦アレルギーと比べ，耐性を獲得しにくいと考えられている[2].

3　病態の特徴

● ナッツ類の主なアレルゲンを［表1］に示す. 貯蔵タンパクに強く感作されている症例は全身症状を誘発することが多いが，pathogenesis-related protein-10（PR-10）など交差抗原性に関わるアレルゲンに感作されている症例は

口腔内の瘙痒感など局所症状のみを呈することが多い.

- ナッツ類のアレルゲンは，一部，同一性があるため，複数のナッツ類への感作を認めるナッツ類アレルギー患者が存在する.
- 臨床的にはクルミとペカン，カシューナッツとピスタチオは両者に対して症状を有することが多いが，その他のナッツ間の臨床的な交差抗原性は高くない[3].

4　診断のポイント

- ナッツ類アレルギーでは個々のナッツに対するアレルギー症状の有無と，コンポーネントを含む特異的IgE抗体の証明にて診断される.明らかな病歴がない場合には，専門施設でOFCにて診断を確定する.ナッツ類のOFCは重篤な症状誘発のリスクがあるため，少量の総負荷量から段階的に実施することが推奨されている[4].OFCを実施する医療機関は，病歴と特異的IgE抗体検査の結果を参考に選択することが推奨されている（第2章の5，p.26の図1を参照）[4].
- なおナッツ類とピーナッツはひとくくりにする必要はなく，ピーナッツアレルギー患者にナッツ類の除去を指示する必要はない.ピーナッツアレルギーを疑う場合のIgE抗体測定でも，症状誘発の予測因子となるコンポーネント Ara h 2 に対する IgE 抗体を必ず測定する.

1）クルミ・ペカン

- Jug r 1特異的IgE抗体検査はクルミアレルギーの診断に有用であり，日常診療で利用できる.OFC症例での検討では，Jug r 1特異的IgE抗体価 0.42 kU$_A$/L をカットオフ値とした際に，感度85％，特異度79％であった[5].
- クルミとペカンは臨床的な交差反応性があり，どちらかのアレルギーと診断した場合には両方除去が必要なことが多い.

2）カシューナッツ・ピスタチオ

- Ana o 3特異的IgE抗体検査はカシューナッツアレルギーの診断に有用であり[6]，日常診療で利用できる.OFC症例の検討では，95％陽性的中率が得られるカットオフ値は 2.2 kU$_A$/L であった[7].
- ピスタチオとカシューナッツは臨床的な交差反応性があり，どちらかのアレルギーと診断した場合には両方除去が必要なことが多い.
- Ana o 3特異的IgE抗体検査はピスタチオアレルギーの診断にも有用である[8].

3）ヘーゼルナッツ

- 日本ではヘーゼルナッツへの感作陽性例であってもOFC陽性率は低い[9].その

ため，積極的に摂取可否を確認し，不要な除去指示は行わないよう努める．

- ハンノキ特異的IgE抗体低値でPR-10の交差抗原性による感作が否定的な場合，全身症状が誘発されるリスクを考慮し，OFCで摂取の可否を確認する．

4) アーモンド

- アーモンドのOFC例の検討では，OFC陽性率は5%，アナフィラキシー発症率は0.5%であり[10]，カシューナッツやクルミと比べ重篤な誘発症状は少ない．
- アーモンド特異的IgE抗体検査陽性のみで安易に除去を指示せず，OFCで摂取の可否を確認する．

5) マカダミアナッツ

- マカダミアナッツ特異的IgE抗体検査は日常診療で実施できないため，皮膚プリックテストにて感作の有無を確認する．
- マカダミアナッツと他のナッツ類の臨床的な交差反応性は高くないため[3]，他のナッツ類アレルギーと診断された症例に対し，マカダミアナッツの除去を指示する必要はない．

5 管理の実際

- 診断後は，原因であるナッツの除去と症状誘発時の対応について指導する．重篤な症状が出現した例や微量で症状が誘発された例にはアドレナリン自己注射薬（エピペン®）を処方する．
- ひとつのナッツに対するアレルギーと診断されても，その他のナッツは症状なく食べられる場合が多く，ナッツごとに摂取の可否を確認することが大切である．
- 原因食物をどのように除去するか，患者に具体的に説明する．ナッツ類そのものを摂取しないだけでなく，加工食品や外食時の注意点も説明するとよい．
- 容器包装された加工食品では，クルミは特定原材料であるためアレルギー表示が義務付けられている．アーモンド，カシューナッツは特定原材料に準ずる品目であるため，アレルギー表示は推奨されているが，義務ではない．なお，マカダミアナッツも特定原材料に準ずる品目に追加される予定である．
- レストランなどの外食や店頭販売などの中食ではアレルギー表示の義務化は行われていない．このため原材料の確認やアレルゲン混入のリスクを考慮する必要性があることを伝える．

参考文献

1) 杉崎千鶴子, 髙橋亨平, 佐藤さくら, 他. 消費者庁「食物アレルギーに関連する食品表示に関する調査研究事業」令和2（2020）年即時型食物アレルギー全国モニタリング調査結果報告. アレルギー. 2023; 72: 1032-7.
2) Fleischer DM, Conover-Walker MK, Matsui EC, et al. The natural history of tree nut allergy. J Allergy Clin Immunol. 2005; 116: 1087-93.
3) Brough HA, Caubet JC, Mazon A, et al. Defining challenge-proven coexistent nut and sesame seed allergy: a prospective multicenter European study. J Allergy Clin Immunol. 2020; 145: 1231-9.
4) 海老澤元宏, 伊藤浩明, 藤澤隆夫, 監修. 日本小児アレルギー学会食物アレルギー委員会, 作成. 食物アレルギー診療ガイドライン 2021. 東京: 協和企画; 2021.
5) Sato S, Yamamoto M, Yanagida N, et al. Jug r 1 sensitization is important in walnut-allergic children and youth. J Allergy Clin Immunol Pract. 2017; 5: 1784-6. e1.
6) Lange L, Lasota L, Finger A, et al. Ana o 3-specific IgE is a good predictor for clinically relevant cashew allergy in children. Allergy. 2017; 72: 598-603.
7) Sato S, Movérare R, Ohya Y, et al. Ana o 3-specific IgE is a predictive marker for cashew oral food challenge failure. J Allergy Clin Immunol Pract. 2019; 7: 2909-11. e4.
8) Savvatianos S, Konstantinopoulos AP, Borgå Å, et al. Sensitization to cashew nut 2S albumin, Ana o 3, is highly predictive of cashew and pistachio allergy in Greek children. J Allergy Clin Immunol. 2015; 136: 192-4.
9) Inoue Y, Sato S, Takahashi K, et al. Component-resolved diagnostics can be useful for identifying hazelnut allergy in Japanese children. Allergol Int. 2020; 69: 239-45.
10) Virkud YV, Chen YC, Stieb ES, et al. Analysis of oral food challenge outcomes in IgE-mediated food allergies to almond in a large cohort. J Allergy Clin Immunol Pract. 2019; 7: 2359-68. e3.

〈佐藤さくら〉

5 経口ダニアナフィラキシー
（パンケーキ症候群）

エッセンス

 長期保存されたお好み焼き粉等に混入したダニアレルゲンによって，摂取後にアナフィラキシーをきたすのが，経口ダニアナフィラキシーである．

 旨味成分や砂糖を含むミックス粉ではダニが繁殖しやすく，わが国では，お好み焼き，またはたこ焼き摂取後の発症が多い．

 診断に際しては，過去に小麦製品を問題なく摂取できていること，ダニ特異的 IgE 抗体が陽性であることを確認する．

 可能であれば，粉中のダニ虫体の直接検鏡，粉中のダニアレルゲン定量，原因となった粉と，同一の新品の粉を用いたプリックテストを行う．

 予防策として，粉の開封後は冷蔵庫で保管し，保存期間は短期間にする．

1 概念

- 月単位にわたって室温保存された粉を用いて調理された，お好み焼きやホットケーキの摂取後に，小麦ではなく，混入しているダニ由来のアレルゲンによってアナフィラキシーをきたす病態は，経口ダニアナフィラキシー oral mite anaphylaxis，あるいはパンケーキ症候群 pancake syndrome と呼ばれている．
- 1993 年にドーナツに関連した症例が米国から報告されて以来[1]，世界各国から報告がある．高温多湿の亜熱帯，熱帯地域からの報告が多く，日本からの報告

数は世界で 2 番目に多い.

- わが国での経口ダニアナフィラキシーの 9 割以上は，お好み焼き，またはたこ焼き摂取に関連している[2]．海外では，原因食物としてパンケーキなどの小麦粉製品が多いことから，2013 年にパンケーキ症候群という用語が提唱された[3]．

2　症状

- 小麦粉と異なり，ミックス粉にはアミノ酸などの旨味成分や，砂糖などを含有しているためダニがより繁殖しやすく，ダニの虫体数の増加は，小麦粉よりもミックス粉のほうが多い．このため，原因食材の多くはお好み焼き粉，たこ焼き粉，パンケーキミックスなどのミックス粉である．
- ミックス粉を室温に放置すると，開封後 3〜4 ヵ月，平均湿度 70% 以上で，ダニ虫体数が増加する．
- 一般に，開封後数ヵ月保存された粉を使用した場合に生じるが，1〜2 ヵ月間の保存期間でも発症がみられる[2]．原材料を仕入れてからすぐに使用する外食産業では，本疾患はまず生じない．
- 症状は，摂取後 30 分以内に生じ，皮膚膨疹，呼吸困難，喘鳴，鼻漏，鼻閉，腹痛，嘔吐，意識低下，下痢，結膜炎の順に頻度が高いとされている[2]．ダニアレルゲン吸入できたすような気道症状が主体になる場合が多いが，消化器症状を含めた全身症状も多く，血圧低下は 10% 程度で認める[2]．

3　病態

- 経口ダニアナフィラキシーは，通年性のアレルギー性鼻炎や気管支喘息など，もともと経気道的にダニに感作されている患者に生ずることが多い．
- 原因の多くは，室内塵中に存在する，チリダニ科のコナヒョウヒダニやヤケヒョウヒダニである．わが国では，コナヒョウヒダニが原因の多数を占める．
- 経口ダニアナフィラキシー患者の 57.8% が，非ステロイド性抗炎症薬（NSAIDs）過敏症を有するとされており[4]，ダニ成分による COX-1 阻害が関与している可能性が，仮説として述べられている．

4　診断のポイント

- 海外から報告されている診断基準案を［表 1］に示す[3]．まず，過去に小麦製品を問題なく摂取できている点が，問診上重要である．さらに，ダニ特異的 IgE

[表1] パンケーキ症候群の診断基準案

1. 小麦食品の摂取後に一致した症状
2. 鼻炎，喘息などのアトピー性疾患の既往歴
3. ダニ抽出液のプリックテストが陽性，または血清ダニ特異的 IgE 抗体が陽性
4. 小麦食品（被疑粉）の抽出液の皮膚テストが陽性
5. 市販の小麦抽出液の皮膚テストが陰性
6. ダニ非混入の小麦抽出液の皮膚テストが陰性
7. ダニ非混入の小麦食品を摂取しても症状が出ない
8. 顕微鏡下で小麦食品（被疑粉）の中にダニを認める
9. 小麦食品（被疑粉）の中のダニ抗原が陽性

何項目で陽性かは示されていない．（Sánchez-Borges et al. J Allergy Clin Immunol. 2013; 131: 31-5[3] より一部改変）

[表2] パンケーキ症候群の予防

1. 包装された小麦粉の保存期間は短くする
2. 小麦粉は冷蔵庫で保管し，保存期間は 8 週間以内にする
3. 小麦粉をガラス容器やペットボトルに入れて，密封して保存する
4. 空気清浄機などにより空気の質を改善する
5. 住宅の湿度を下げる
6. 家具や床の清掃・消毒をする
7. ダニの駆除剤を使用する

特に 1〜3 が重要．（Sánchez-Borges M, et al. Curr Opin Allergy Clin Immunol. 2020; 20: 242-7[7] より）

抗体の陽性を確認する．小麦およびω-5 グリアジン特異的 IgE 抗体の陰性を確認することも有益性がある．

● 可能であれば，下記の検討を行うと，なお診断の確度が増す．

• 原因となった粉と新規に開封した同一の粉で，同時にプリックテストを行い比較する．アレルゲンエキスを作る際には，粉類 0.1 g に対して生理食塩水 10 mL で希釈した1%溶液を使用する．ただし，症状が重篤な場合はさらにそれを 10 倍希釈し，0.1%溶液を用いることが推奨される[5]．

• 原因となった粉と新規に開封した同一の粉を用いた，好塩基球活性化試験（BAT）の有用性を示す症例報告がある[6]．

• 粉を直接検鏡しダニ虫体を確認する．

• 粉中のダニアレルゲン量（Der f, Der p）を ELISA 法で測定する[6]．

5 予防・管理の実際

● 予防策について，［表2］に示す[7]．経験した患者に対しては，小麦粉・お好み焼き粉等の開封後は，冷蔵で密封保存し，なるべく早く使い切るように指導す

る.

- ダニ感作が関連する，アレルギー性鼻炎や気管支喘息患者においては，経口ダニアナフィラキシーを未発症であっても，上記の予防策は重要である.
- 経口ダニアナフィラキシーの認知度は低く，アレルギー外来通院中の患者でも，認知度は4割程度で，そのうち約6割はミックス粉を常温保存していると回答した[8]．一般消費者に対しても，ミックス粉製品は，冷蔵保存するよう啓発する必要がある.

参考文献

1) Erben AM, Rodriguez JL, McCullough J, et al. Anaphylaxis after ingestion of beignets contaminated with Dermatophagoides farinae. J Allergy Clin Immunol. 1993; 92: 846-9.
2) Takahashi K, Taniguchi M, Fukutomi Y, et al. Oral mite anaphylaxis caused by mite-contaminated okonomiyaki/ pancake-mix in Japan: 8 case reports and a review of 28 reported cases. Allergol Int. 2014; 63: 51-6.
3) Sánchez-Borges M, Suárez Chacón R, Capriles-Hulett A, et al. Anaphylaxis from ingestion of mites: pancake anaphylaxis. J Allergy Clin Immunol. 2013; 131: 31-5.
4) Sánchez-Borges M, Fernández-Caldas E, Capriles-Hulett A, et al. Mite-induced inflammation: more than allergy. Allergy Rhinol (Providence). 2012; 3: e25-9.
5) 日本アレルギー学会, 監修.「皮膚テストの手引き」作成委員会, 編. 皮膚テストの手引き. 東京: 日本アレルギー学会; 2021. https://www.jsaweb.jp/uploads/files/gl_hifutest.pdf
6) Matsumoto Y, Imamura S, Fukumoto A, et al. Case of oral mite anaphylaxis: contamination of wheat flour by mites determined by enzyme-linked immunosorbent assay. J Dermatol. 2022; 49: e59-e60.
7) Sánchez-Borges M, Capriles-Hulett A, Fernandez-Caldas E. Oral mite anaphylaxis: who, when, and how? Curr Opin Allergy Clin Immunol. 2020; 20: 242-7.
8) 長尾佳樹, 大石 拓, 寺内若彦, 他. ミックス粉に繁殖するダニによるアナフィラキシーの3例とアンケート結果について. 日本小児アレルギー学会誌. 2014; 28: 226-31.

〈長瀬洋之〉

6 ヒスタミン中毒とその他の仮性アレルゲン

エッセンス

 一見食物アレルギーに見えるが，実はそうではない．

 食物自体がヒスタミンを含んでいると，摂取直後にアレルギー症状，時にはアナフィラキシー症状が出現する．

 ヒスタミンが最も有名だが，そのほかにもアセチルコリン，セロトニンなども原因となる．

 原因物質と，含有することの多い食物の組み合わせを知っておくとよい．

1 概念

● 一見，食物アレルギーに見える症状が，アレルギーではなく，食物中に含まれるヒスタミンやセロトニンといった化学物質が原因のことがある．このような薬理活性物質は仮性アレルゲンとよばれている．最も有名なのが，ヒスタミン中毒である．

● 食物中の活性物質は分子量が小さく速やかに吸収されるため，摂食後まもなく発症し，同じものを摂取する複数名が症状を呈する．Ⅰ型アレルギーに関与するはずの IgE 抗体は検出されない．

2 症状

● ヒスタミン中毒では，いままで食べても問題なかったはずの魚肉を摂取して，まもなく嘔気，顔面紅潮，蕁麻疹などアレルギー様の症状が出現する．血圧低下が生じてアナフィラキシーと診断されることもある．

- ヒスタミン中毒は，魚のアレルギーや，アニサキスアレルギーと症状が類似している．一人の症状だけからヒスタミン中毒と即座に診断することは難しい．同じものを摂取した人のなかで複数が発症する場合には，ヒスタミン中毒を疑うべきである．
- ヒスタミン以外にも，セロトニンやアセチルコリンなどでも起こりうる．生じる症状は，薬理活性物質の作用を反映している．
- 症状出現前に摂取した食材が残っていれば診断の参考になるが，実際には食べて残っていないか，あるいは廃棄されてしまっていることがほとんどである．

3 病態

- IgE が関与するアナフィラキシーであれば，マスト細胞や好塩基球の顆粒内に格納されているヒスタミンが脱顆粒により細胞外に放出され拡散することにより，血管拡張，血管透過性亢進による全身の浮腫や蕁麻疹，さらに気管支平滑筋収縮による喘鳴・喘息発作，消化管収縮による腹痛・下痢も生じる．一方，ヒスタミン中毒は食物に含まれるヒスタミンを多量に摂取することにより，消化管から吸収されて類似の全身症状が生じる．
- 生じる症状は I 型アレルギー機序によるアナフィラキシーと区別できない．
- 治療方針についてはアナフィラキシー症状であればアドレナリン筋注をまず行うのが適切である．抗ヒスタミン薬も有用である．
- ヒスタミンは食材にもともと含まれるほか，魚肉についてはアミノ酸の一つヒスチジンが細菌の酵素作用によりヒスタミンに変換されて魚肉内に蓄積する [表1][1]．
- 飲食店や学校給食でヒスタミン中毒により多数の患者が発生する原因は魚肉とされる．マグロ，サバ，カツオ，イワシなどがヒスタミン中毒を起こしやすい魚類である．
- 魚肉が最終的に食卓に上がるまでの途中で，どこかの段階で室温で数時間放置されるとヒスタミンが魚肉内で生成する．いったん生成されたヒスタミンは，冷凍あるいは加熱されても分解されずに残る．
- セロトニン中毒については，食物中のセロトニンを摂取，吸収することにより，頻脈，血圧上昇，腸管蠕動亢進，不穏，振戦といった症状が生じる．

JCOPY 498-02616

[表 1] 仮性アレルゲンが問題となりやすい食材

ヒスタミン	ナス，ホウレンソウ，トマト，エノキ茸，鶏肉，牛肉，馬肉，サバ類，パン酵母，ニシンの塩漬け，ドライフルーツ，ザウエルクラウト
ヒスチジン	チーズ（カマンベール，チェダー，パルメザンなど），鹿肉，ピーナッツ，アボカド
チラミン	チーズ（カマンベール，ブルー，グリュイエール，チェダーなど），ニシンの塩漬け，パン酵母
フェニルチラミン	チョコレート，チェダーチーズ，クリームチーズ
セロトニン	トマト，バナナ，キウイ，パイナップル
ドパミン	豆類，ナガイモ
アセチルコリン	ナス，トマト，タケノコ，サトイモ，ヤマイモ，クワイ，松茸，ソバ，ピーナッツ
ノイリン	サンマ，冷凍タラ，塩サケ
トリメチルアミンオキサイド	カレイ，タラ，スズキ，タコ，アサリ，ハマグリ，エビ，カニ

〔佐々木文彦，他. 非アレルギー機序による食物アレルギー様症状（偽アレルギー反応）. In: 中村 晋，他，編. 最新食物アレルギー. 永井書店; 2019, p.341-9[1] より〕

4 診断のポイント

- いままで問題なく摂取できた食材を摂取してまもなく悪心，顔面紅潮，蕁麻疹が生じた場合に仮性アレルゲンを念頭に置くとされている. しかし問診や診察だけで，仮性アレルゲンと真のアレルギー反応とを確実に区別できるわけではない. 問診により食物摂取内容を詳細に把握する過程で，食物アレルギーやアニサキスアレルギーや仮性アレルゲンを念頭に置くことが望ましい[2].

- 明らかにヒスタミンが食品中で増えるような経過（赤身の魚肉をしばらくのあいだ室温で放置した，やや古いと思ったが食べてしまった，など）であれば思い浮かべやすいが，通常は除外診断であり，食物の特異的IgEや皮膚テスト（皮膚テスト液を用いたプリックテストあるいは新鮮な食材を用意して prick-to-prick test）にて反応がみられない.

- 魚類であればアニサキス特異的 IgE 陰性も確認した上で鑑別診断が狭まり，仮性アレルゲンの可能性を考慮する.

- 元来，仮性アレルゲンを多く含む食品は知られており [表1][1]，これらの食品を摂取して症状が生じた場合に思い浮かべることが診断に有用である.

- また，魚類のヒスチジン含量は白身魚よりも赤身（マグロ，カツオ，カジキ，ブリ，サバ，イワシなど）のほうが多く，本来はヒスタミンを多く含んでいなくても，細菌由来のヒスチジン脱炭酸酵素の作用でヒスタミンが生成される[3].

- 細菌としては，腐敗細菌や，*Morganella morganii*，*Klebsiella oxytoca*，*En-*

terobacter spp, *Serratia marcescens* などの腸内細菌，*Clostridium*, *Lactobacillus* などがヒスチジン脱炭酸酵素を産生する[1].

- 保管・輸送運搬中に室温に暖まる時間が生じる場合，細菌が増殖し酵素が産生され，その後冷蔵保管されて細菌増殖が止まるとしても，酵素の作用によるヒスタミン産生は低速ながら持続することになる．ヒスタミンは熱に安定なため，生成されたヒスタミンは食材を加熱しても残存し，症状をきたす.

- 魚肉 100 g に対してヒスタミン含量が 10 mg であると症状が生じる可能性があり，100 mg であると重篤化しうる．たとえ新鮮であっても，赤身の魚肉を室温で 4 時間放置した後はヒスタミンが集積し 100 g あたり 50 mg に達するといわれている.

- 食物中のヒスタミンやセロトニンなどの仮性アレルゲンを測定するのは，実臨床では難しい．皮膚テストを行う場合には，食物自体がヒスタミンなどの生理活性物質を含む可能性を考えておかねばならない.

- アレルゲンであるか検査するには，新鮮な食材を用意する必要がある．健常対照者でも検査することは重要である.

- 症状を生じた食材を検査に用いる場合には，アレルギー感作の証明（患者で反応するのに対し健常人では反応しない）だけでなく，含有するヒスタミンなど活性物質の証明（患者でも健常人でも反応する．ただし皮膚反応陽性が意義があるのかは要検討）として意味がある.

- なお，これらの仮性アレルゲンと紛らわしいものがある．ヤマイモについては，皮に近い部位にシュウ酸カルシウムの針状結晶が含まれており，口唇や指の皮膚に刺さりかゆみを生じうる[5].

5 管理の実際

- 仮性アレルゲンにより急性症状が生じている場合には，対症療法を行い，原因物質が代謝されて体内から消失するのを待つのが基本となる.

- ヒスタミン中毒であれば抗ヒスタミン薬は有用である.

- 臨床的にアナフィラキシーの診断となるのであれば，まずアドレナリン筋注を行い，症状が改善した後に原因および診断を調べていく流れとなる.

- 現実的には，患者が複数発生しない限り，急性症状の治療をしている最中に仮性アレルゲンと診断することはまずない.

- 仮性アレルゲンが原因と診断がついた場合には，アレルギーではないので食材

を完全除去する必要はない．むしろ，ヒスタミン含量の多い食材の摂取を少量にとどめること，保管状態次第でヒスタミンの蓄積が起こる魚肉については保管方法に配慮して，仮性アレルゲンの生成を防げることを知っておくことが重要である．基本的には刺身は，食べる直前まで冷蔵保管すべきである．

参考文献

1) 佐々木文彦, 末次 勤. 非アレルギー機序による食物アレルギー様症状（偽アレルギー反応）. In: 中村 晋, 飯倉洋治, 編. 最新食物アレルギー. 大阪: 永井書店; 2002, p.341-9.
2) 鈴木慎太郎. ちらし寿司を食べた寿司職人の救急要請. In: 鈴木慎太郎, 正木克宣, 編著. 解いて学ぶ！「おとな」の食物アレルギー. 東京: 文光堂; 2021, p.99-102.
3) 中島陽一, 近藤康人. 魚アレルギー. MB Derma. 2019; 289: 50-4.
4) 大原由利, 岡田正人. ヒスタミン中毒（scombroid poisoning）. 治療. 2012; 94: 1942-6.
5) 中島陽一, 宇理須厚雄. いつ食物アレルギーを疑うか. 小児内科. 2012; 44: 2025-9.

〈山口正雄〉

6

ヒスタミン中毒とその他の仮性アレルゲン

7 | 大人の鶏卵アレルギー

エッセンス

 鶏卵アレルギーは2歳時までの即時型食物アレルギーで最も頻度が高く，主に卵白に含まれるアレルゲンが原因となる．成人の鶏卵アレルギーの多くは，これら小児の鶏卵（卵白）アレルギーで寛解しなかった持ち上がり症例である．

 一方，成人の各種鳥類飼育者で，卵黄を主体として時に鶏肉にもアレルギーを示す病型があり，bird-egg syndrome とよばれる．

 卵白の主なアレルゲンコンポーネントとして，オボムコイド（Gal d 1）とオボアルブミン（Gal d 2）があり，前者は熱や消化酵素に対して安定であり，後者は加熱で凝固し，抗原性が低下する．

 コンポーネントに対する特異的IgE抗体検査として，オボムコイド特異的IgE抗体が，保険診療で検査可能であり，卵白特異的IgE抗体と一緒に測定することで，病態把握や管理の参考となる．

 オボムコイド特異的IgE抗体が陽性の場合は，鶏卵を加熱しても摂取量が増えないと考えられるが，陰性の場合は，加熱で摂取可能量が増える可能性がある．

 鶏卵アレルギーであってもインフルエンザワクチンは投与可能である．

JCOPY 498-02616

1　概念

- 鶏卵アレルギーは小児，特に 2 歳児までの即時型食物アレルギーで最も頻度が高く[1]，主に卵白に含まれるアレルゲンが原因となる．成人の鶏卵アレルギーは，小児での鶏卵アレルギーが寛解せず，成人まで持ち越される症例が多い．一方，卵黄による食物アレルギーは，鳥飼育との関連が示唆される bird-egg syndrome として，通常は成人で発症する．本稿では，これら成人の鶏卵アレルギーにつき概説する．

2　病態と診断

1）鶏卵のアレルゲンコンポーネント[1]

- 卵白に含まれる主なアレルゲンコンポーネントとして，オボムコイド（Gal d 1），オボアルブミン（Gal d 2），オボトランスフェリン（Gal d 3），リゾチーム（Gal d 4）がある．また卵黄に含まれるものとして血清アルブミン（α-リベチン，Gal d 5）があげられる．

- オボムコイド（Gal d 1）は，28 kDa の糖タンパク質で，トリプシンインヒビター活性をもち，卵白タンパク質の約 11% を占める．熱や消化酵素に対して安定である．

- オボアルブミン（Gal d 2）は，45 kDa の糖タンパク質で，卵白タンパク質の約 54% を占める．加熱により凝固しやすく，抗原性が低下する．

- オボトランスフェリン（Gal d 3）は，78 kDa の糖タンパク質で，卵白タンパク質の約 12% を占める．卵白タンパク質のなかで最も熱変性を受けやすい．

- リゾチーム（Gal d 4）は，14 kDa の塩基性タンパク質で，卵白タンパク質の約 4% を占める．一部はオボムコイドなど他のタンパク質と結合し，熱に安定である．

- α-リベチン（Gal d 5）は，70 kDa で，卵黄や鶏肉に含まれている血清アルブミンの一種である．鳥の羽根や糞に含まれる血清アルブミンと交差反応性があり，bird-egg syndrome の原因アレルゲンとなる．加熱により変性する．

2）小児の鶏卵アレルギー

- 鶏卵アレルギーは乳幼児期に発症する即時型食物アレルギーで最も多く，主に乳幼児期のアトピー性皮膚炎に続き発症する．

- 多くは卵白に含まれるアレルゲンコンポーネントが小児の鶏卵アレルギーの原因となる．

- 乳幼児期に発症した鶏卵アレルギーの耐性化率は3歳までに30％，6歳までに66％と報告されている[2]．耐性化に関与する因子としては，特異的IgE抗体価，皮膚プリックテストの膨疹径，全身誘発症状の既往，アトピー性皮膚炎の重症度などが報告されている[1]．
- フィラグリン遺伝子変異の有無，他の食物アレルギーの有無，喘息やアレルギー性鼻炎の有無は耐性化に影響しないとされている[1]．
- 診断は，鶏卵摂取に伴う即時型症状が明らかに認められ，特異的IgE抗体検査（卵白特異的IgE抗体）が陽性であれば，確定することができる．アレルゲンコンポーネントに対する特異的IgE抗体検査としてオボムコイド特異的IgE抗体が保険診療で測定可能である．
- 乳児アトピー性皮膚炎患者では，卵白特異的IgE抗体価が陽性というだけで診断せず，湿疹のコントロールを行った上で，食物経口負荷試験 oral food challenge（OFC）を考慮する[1]．
- 卵白およびオボムコイド特異的IgE抗体について，多くのプロバビリティーカーブの報告がある[1]．

3）大人の鶏卵アレルギー

- 大人の鶏卵アレルギーは，小児での鶏卵（卵白）アレルギーが寛解せず，大人まで持ち越される症例が多い．
- 卵白特異的IgE抗体だけでなく，オボムコイド特異的IgE抗体の測定により，オボムコイドに対する感作を確認する．オボムコイド特異的IgE抗体が陰性の場合は，鶏卵の加熱で摂取量が増える可能性があるが，陽性の場合は，加熱しても摂取状況はあまり変化しないと考えられる．
- 下記のように，鳥の飼育者に発症する，主に卵黄由来の血清アルブミンによる bird-egg syndrome もみられる．成人で多くみられ，小児でみられることは少ない．

4）Bird-egg syndrome

- 各種鳥類の飼育者が，鳥由来抗原に経気道や経皮感作された後に，鶏卵または鶏肉を摂取した際に，即時型アレルギー症状をきたす病態をいう[3]．
- 飼育する鳥の羽毛や糞に含まれる抗原と，鶏卵由来抗原の交差反応性に起因して発症し，主要抗原として卵黄に多く含まれる血清アルブミン（α-リベチン）が同定されている．α-リベチンは熱に不安定である．
- 感作源としてはセキセイインコが多く，カナリアやオウムでも観察される．鳥

を飼育する成人に発症することが多い[1].

● 生ないし加熱不十分の鶏卵（卵黄）または鶏肉を摂取した直後に，口腔内違和感，浮腫，全身蕁麻疹，時にアナフィラキシーで発症する.

● 卵黄および卵白でのプリックテストを行い，卵黄優位の感作の有無を確認する.

● 感作源を取り除くことで耐性を誘導できる可能性が示唆されている.

3　管理の実際

● 必要最小限の除去を目指し，食事指導を行う．OFC などで摂取可能な範囲がわかっている場合は，摂取量に加えて，加熱・調理方法も指導する.

● 卵白アレルギーでは，卵白特異的 IgE 抗体だけでなく，オボムコイド特異的 IgE 抗体の測定により，オボムコイドに対する感作も確認する．陰性の場合は，加熱で摂取量が増える可能性があるが，陽性の場合は，加熱しても摂取状況はあまり変化しないと考えられる.

● Bird-egg syndrome では，加熱により卵黄や鶏肉を摂取できる可能性が高い．また鳥類の飼育の断念で改善することがある.

● ウズラやアヒルの卵は鶏卵と交差反応性を示すことがあり注意を要する[1]．一方で，魚卵との交差反応性は基本的にはなく，除去は不要である.

● 卵殻カルシウムは菓子類などに使用されるが，ほとんど卵タンパク質を含まないので摂取可能である.

● インフルエンザワクチンの製造過程で，少量のオボアルブミンが混入している可能性があるが，鶏卵アレルギー患者でも，インフルエンザワクチン接種による重篤な副作用の報告はなく，検査しなくても，接種可能と報告されている[4].

● 鶏卵アレルギー患者では塩化リゾチームは禁忌である．主に市販の感冒薬・鼻炎治療薬・鎮咳去痰薬・トローチ・点眼薬などに含まれていることがあり，注意を要する.

📚 参考文献
1)　海老澤元宏, 伊藤浩明, 藤澤隆夫, 監修. 日本小児アレルギー学会食物アレルギー委員会, 作成. 食物アレルギー診療ガイドライン 2021. 東京: 協和企画; 2021.
2)　Ohtani K, Sato S, Syukuya A, et al. Natural history of immediate-type hen's egg allergy in Japanese children. Allergol Int. 2016; 65: 153-7.
3)　Inomata N, Kawano K, Aihara M. Bird-egg syndrome induced by α-livetin sensitization in a budgerigar keeper: successful induction of tolerance by avoiding expo-

sure to avians. Allergol Int. 2019; 68: 282-4.

4) Greenhawt M, Turner PJ, Kelso JM. Administration of influenza vaccines to egg allergic recipients: a practice parameter update 2017. Ann Allergy Asthma Immunol. 2018; 120: 49-52.

〈中込一之〉

3

日常よくみられる大人の食物アレルギー

JCOPY 498-02616

8 大人の牛乳アレルギー

エッセンス

 牛乳アレルギーは学童期までにほとんどが耐性を獲得し，3歳以降，新規発症の原因食物の上位には認められない．

 主要アレルゲンコンポーネントはカゼイン（Bos d 8）と乳清画分中のラクトグロブリンであり，特にカゼインは耐熱性である．

 交差反応で牛以外の動物乳や，ペットの毛に付着した上皮にも反応することがある．

 通常は牛乳特異的 IgE 抗体を中心に測定する．

 基本的に摂食は避ける．

 牛乳由来の成分が含まれる医薬品や，口腔ケア製品など生活用品に反応する場合があり注意を要する．特にドライパウダーの吸入薬には注意する．

1 概要, 疫学

- 代表的な食物アレルゲンである．日本の即時型食物アレルギーの全国モニタリング調査で牛乳は 22.0％を占めた[1]．
- 新規発症の原因食物のなかに，牛乳は 2 歳までは 4 位以内に入るが 3 歳以降には 6 位以下となる［表1][1]．
- 牛乳は一般に家畜牛（*Bos domesticus*）の乳汁を指す．主要アレルゲンコンポーネントは，カゼイン（Bos d 8）と乳清画分中の α-ラクトアルブミンと β-ラク

[表1] 新規発症の原因食物

	0歳（1,356）	1,2歳（676）	3〜6歳（369）	7〜17歳（246）	≧18歳（117）
1	鶏卵 55.6%	鶏卵 34.5%	木の実類 32.5%	果物類 21.5%	甲殻類 17.1%
2	牛乳 27.3%	魚卵類 14.5%	魚卵類 14.9%	甲殻類 15.9%	小麦 16.2%
3	小麦 12.2%	木の実類 13.8%	落花生 12.7%	木の実類 14.6%	魚類 14.5%
4		牛乳 8.7%	果物類 9.8%	小麦 8.9%	果物類 12.8%
5		果物類 6.7%	鶏卵 6.0%	鶏卵 5.3%	大豆 9.4%

n＝2,764．各年齢ごと5%以上を占めるものを上位5位以上を表記．
〔今井孝成, 他. 消費者庁「食物アレルギーに関連する食品表示に関する調査研究事業」平成29（2017）年即時型食物アレルギー全国モニタリング調査結果報告. アレルギー. 2020; 69: 701-5[1] より〕

[表2] 主な牛乳アレルゲン

タンパク質	アレルゲン	含有量（%）	分子量（kDa）	アレルゲン性
カゼイン	Bos d 8	80		
αs1-カゼイン	Bos d 9	30	23.6	
αs2-カゼイン	Bos d 10	9	25.2	+++
β-カゼイン	Bos d 11	29	24	
κ-カゼイン	Bos d 12	10	19	
乳清タンパク質		20		
α-ラクトアルブミン	Bos d 4	4	14.2	+
β-ラクトグロブリン	Bos d 5	10	18.3	++
血清アルブミン	Bos d 6	1	66.4	+
免疫グロブリン	Bos d 7	2	160	+

（日本小児アレルギー学会食物アレルギー委員会, 作成. 食物アレルギー診療ガイドライン2021. 協和企画; 2021. p.153, 表12-5 より許諾を得て転載）

トグロブリンである［表2］．カゼインにはαs1-カゼイン（Bos d 9），αs2-カゼイン（Bos d 10），β-カゼイン（Bos d 11），κ-カゼイン（Bos d 12）がある．乳清画分の主要アレルゲンでは，β-ラクトグロブリンに加えてα-ラクトアルブミン，血清アルブミン，免疫グロブリンなどがある［表2］．

2 臨床像

- 主要アレルゲンのなかでαs1-カゼインが最も強いアレルゲン活性を有する．
- カゼインは熱に対して安定性を示し低アレルゲン化しないため臨床的に問題となる．ラクトアルブミンなどの乳清中タンパク質は加熱等により低アレルゲン化する．

- 牛乳アレルギーでは通常，牛乳およびカゼイン特異的 IgE 抗体価が高い[4]．
- IgE 依存性の即時反応型の臨床病型をとる．発症時間は数分から 2 時間以内で，症状は多彩で，消化器に加え他臓器症状が単独あるいは複合的に認められる．

3　病態の特徴

- 乳幼児例は加齢・発育とともに 80～90％が耐性を獲得する．3 歳で 50％が耐性を獲得するとする報告が多く[4]，6 歳までに約 85％が耐性を獲得するとした報告もある[5]．
- 耐性獲得が遷延する因子としては，アナフィラキシーショックの既往，遷延性のアトピー性皮膚炎，高い特異的 IgE 抗体価，除去品目数が多数であることがあげられる[5]．
- 牛以外の動物の乳にもアレルギー症状を示す．ヒツジやヤギ，水牛の乳は，牛乳のアレルゲンタンパク質とアミノ酸配列の相同性が高く，交差反応を示す[6]．
- 主原料が乳の乳酸菌飲料には注意を要する．ただしヨーグルトや一部のチーズではアレルゲン性が低下していることも報告されている．ヨーグルトは製造時の加熱処理による乳清タンパク質の変性が関与するとされ，チーズでは熟成のカゼインへの影響が考えられている[7]．
- 加熱調理した牛肉は通常問題とならない．乳清画分のアレルゲンである血清アルブミンが混入しても加熱処理にてアレルゲン活性が消失する．
- パンやマフィンなど小麦と混ぜて高温加熱した加工食品では，反応性が低下するため摂取しても症状が出にくくはなるが注意は必要である．
- 微量の牛乳タンパク質を含有する乳糖が，散剤調合剤や吸入薬，注射用製剤など各種薬剤に添加されており，症状が誘発されることがある．
- ドライパウダー式吸入薬（吸入ステロイドや吸入インフルエンザ治療薬）や静注用製剤（商品名：ソル・メドロール®静注用 40 mg）では重症症状の報告がある．
- イヌやネコなどのペットの上皮が付着している毛を吸引すると，上皮に血清アルブミンが含有されているため呼吸器症状を伴うアレルギー症状が発症される場合がある[6]．

4　診断のポイント

- 症状は多彩で，消化器に加え他臓器症状が単独あるいは複合的に認められる．

- 牛乳不耐症と鑑別を要することがあるが，この場合は通常，消化器症状のみである．
- 検査は，血液検査による牛乳特異的 IgE 抗体の定量的測定を中心に行う．必要に応じて皮膚プリックテストや好塩基球活性化試験を考慮する．
- アレルゲンコンポーネントの特異的 IgE 抗体は，カゼイン，α-ラクトアルブミン，β-ラクトグロブリンが保険収載されているが，通常は牛乳特異的 IgE 抗体の測定を中心に行う．カゼイン特異的 IgE 抗体は牛乳と同等以上に優れた感度と特異度を示すが，α-ラクトアルブミンやβ-ラクトグロブリン特異的 IgE 抗体の感度と特異度は牛乳より劣る．
- 詳細な病歴と的確な検査によって診断する．乳幼児期発症で成人まで持ち越す症例で，誤食例が認められる．

5　管理の実際

- 成人では耐性獲得の可能性は低いため，基本的に摂取しないよう指導する．
- 交差反応する動物の乳についても回避を指導する．
- 主原料が乳である乳酸菌飲料にも注意を要する．
- 市販のプロテイン製剤も，乳清やカゼイン，大豆を含有しており，大量摂取により症状が誘発されることがあるため注意させる[2]．
- 乳糖は，過去に誘発症状が確認された重症患者を除いて，含有食品の摂取は可能なことが多い．
- 牛乳由来の成分が含まれる医療用医薬品や一般用医薬品，口腔ケア製品などの生活用品があり［表3][2]，特に下記の回避指導と，医療側も注意やアレルギー歴の記載は重要である．
  ① タンニン酸アルブミン
  ② カゼインを含有する乳酸菌製剤および経腸栄養剤
  ③ 乳糖使用の散剤調合剤や吸入薬，注射用製剤，カプセル，錠剤，散剤など．特にドライパウダー式吸入薬（吸入ステロイドや吸入インフルエンザ治療薬）．
  ④ カゼインホスホペプチド・非結晶リン酸カルシウム複合体（CPP-ACP）を含む口腔ケア製品など

[表 3] 投与禁忌の医療用医薬品, 一般用医薬品, 乳糖含有吸入治療薬

医療用医薬品

	含有成分	商品名	薬効分類
	タンニン酸アルブミン	タンナルビンなど	止瀉剤, 整腸剤
	耐性乳酸菌	ラックビー R 散, 耐性乳酸菌散	活性生菌製剤
	カゼイン	アミノレバン EN 配合散, イノラス配合経腸用液, エネーボ配合経腸用液, エンシュア・H, エンシュア・リキッド, ラコール NF 配合経腸用半固形剤, ラコール NF 配合経腸用液	タンパクアミノ酸製剤
		ミルマグ錠	制酸剤, 下剤

一般用医薬品

	含有成分	商品名	薬効分類
	タンニン酸アルブミン	8 品目	止瀉剤
	CPP-ACP (リカルデント)	ジーシー MI ペースト	口腔ケア用塗布薬
		リカルデントガム	特定保健用食品

乳糖含有吸入治療薬

	商品名	分類
喘息治療薬	アズマネックスツイストヘラー 100 µg/200 µg アニュイティ 100 µg/200 µg エリプタ フルタイド 50/100/200 ディスカス	ICS
	アテキュラ吸入用カプセル低用量 / 中用量 / 高用量 アドエア 100/250/500 ディスカス シムビコートタービュヘイラー ブデホル吸入粉末剤「JG」/「MYL」/「ニプロ」 レルベア 100/200 エリプタ	ICS/LABA
	エナジア吸入用カプセル中用量 / 高用量 テリルジー 100/200 エリプタ	ICS/LABA/LAMA
	セレベント 50 ディスカス	LABA
	メプチンスイングヘラー 10 µg 吸入	SABA
インフルエンザ治療薬	イナビル吸入粉末剤 20 mg リレンザ	抗ウイルス薬

ICS: inhaled corticosteroids (吸入ステロイド), LABA: long-acting β-agonists (長時間作用性吸入β_2刺激薬), LAMA: long-acting muscarinic antagonists (長時間作用性抗コリン薬), SABA: short-acting β-agonists (短時間作用性吸入β_2刺激薬).

(杉崎千鶴子. 年代別食物アレルギーのすべて. 改訂 2 版. 東京: 南山堂; 2018. p.93 より一部変更)

参考文献

1) 今井孝成, 杉崎千鶴子, 海老澤元宏. 消費者庁「食物アレルギーに関連する食品表示に関する調査研究事業」平成 29 (2017) 年即時型食物アレルギー全国モニタリング調

8

大人の牛乳アレルギー

3　日常よくみられる大人の食物アレルギー

1　重症モモアレルギー

エッセンス:

 モモアレルギーでは，重症例でもモモ特異的 IgE 抗体測定が偽陰性に
なることがある．

 モモアレルギーの重症化を予測するアレルゲンは，ジベレリン制御タ
ンパク gibberellin-regulated protein（GRP）である Pru p 7 である．

 Pru p 7 アレルギーでは食物依存性運動誘発アナフィラキシーの臨床
型がみられる．

 Pru p 7 アレルギーの臨床的特徴として，顔面，特に眼瞼の浮腫の出現
頻度が高い．

 Pru p 7 アレルギーでは，交差反応により，他のバラ科果物やオレンジ
など，モモ以外の複数の果物で誘発されることがある．

1　概念

- モモアレルギーは，カバノキ科花粉由来の pathogenesis-related protein-10（PR-10）との交差反応で生じる花粉-食物アレルギー症候群 pollen-food allergy syndrome（PFAS）が多く，その場合，口腔咽頭症状に限局し一般に軽症である[1]．

- 少数ながら PR-10 以外のアレルゲンが関与し，全身症状を伴う重症例が存在する．重症化を予測するアレルゲンとして，欧州では，脂質輸送タンパク質 non-specific lipid transfer protein（LTP）が同定されているが，わが国では感作例はきわめて稀である[1]．

- わが国における全身症状を予測するアレルゲンは長らく不明であったが，2014年にPru p 7であることが明らかになった[2]．Pru p 7は，ジベレリン制御タンパク（GRP）とよばれる抗菌ペプチドで，植物ホルモンgibberellinの作用によって発現し，植物の成長にも関わる．
- 食物アレルゲンとなるGRPとしてPru p 7のほかに，ウメのPru m 7，オレンジのCit s 7，ザクロのPun g 7，サクランボのPru av 7，唐辛子のCap a 7などが国際登録されており，そのほかにもプラム，リンゴ，イチゴのGRPの報告がある[3~8]．

4

2　臨床像

- 筆者らが解析したモモアレルギー50例の解析を基にPru p 7感作例の特徴をあげると，皮膚症状としては蕁麻疹のほか，顔面の浮腫，特に眼瞼が特徴的であり，気道症状として喉頭閉塞感や鼻閉などの上気道閉塞感，呼吸困難感，また，消化器症状や眼球結膜の充血などの粘膜症状を伴うことがある[1, 9]．
- アナフィラキシーに進展し，意識障害や血圧低下などショックに至る例も多く15%に及ぶ．口腔症状を訴える例もあるが，PR-10によるPFASのように軽症であると誤解しないように注意する．

3　病態の特徴

- Pru p 7は，食物アレルゲンとしては分子量が7,000と小さいが，システイン残基保有率が19%ときわめて高く，熱安定性や消化耐性を示す[10]．
- このような性質から，Pru p 7は消化管での感作能および誘発能を有し，重篤な症状を惹起しうると考えられている．消化酵素への抵抗性はPru p 3より高く，90℃の加熱でも3次元構造は保たれ，100~120℃でようやく変性する[10]．
- GRPは本来，成長や抗菌作用など，植物の生存に欠かせない役割をもつことから，さまざまな植物で産生され，ひとたび感作が成立すると，GRPを産生する他の果物との交差反応を生じる可能性がある[1]．実際，Pru p 7は，ウメのPru m 7やオレンジのCit s 7などとの交差反応が証明されており，一人の患者が複数の原因食品をもつことが多い[1]．
- Pru p 7は食物依存性運動誘発アナフィラキシーfood-dependent exercise-induced anaphylaxis（FDEIA）やPFASなどの複数の臨床型をとりうる［図1][1, 11, 12]．

JCOPY 498-02616

負荷条件			誘発症状
モモ摂取	運動	非ステロイド性抗炎症薬内服	
1/2 個	−	−	顔のほてり感 軽度鼻閉感
1 個	−	−	なし
1/2 個	○	−	なし
1/2 個	−	○	眼瞼腫脹 咽頭違和感 顔面全体腫脹・発赤 頸部発赤 鼻汁

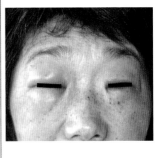

[図1] モモによる食物依存性運動誘発アナフィラキシー例の負荷試験の結果

(Hotta A, et al. J Dermatol. 2016 ; 43: 222-3[11]) より一部改変)

- 近年はヒノキ花粉やスギ花粉 GRP 感作によってモモの PFAS が発症することも報告されている[12, 13]. スギ花粉由来の GRP, Cry j 7 が同定され, Iizuka らは, スギ花粉と果物の両方にアレルギーをもつ小児 22 例を対象に解析し, その 46% に Cry j 7 の感作を確認した[13]. また, Mori らの報告では, スギ花粉症の 52 例中 11 例に Pru p 7 特異的 IgE 抗体が検出されている[14].

4　診断のポイント

1）病歴

- モモ摂取直後に, 蕁麻疹, 顔面, 眼瞼の浮腫や喉頭絞扼感などのアレルギー症状が現われた場合は本症を疑う[1, 3, 9].
- 再現性が乏しい場合は, 食後の運動や非ステロイド性抗炎症薬内服などの二次的要因の関与がないかも聴取する.
- モモ以外に, ウメやサクランボなどのバラ科果物や柑橘類などの果物によるアレルギー症状の有無も確認する. 特に, 梅干しは FDEIA として発症する頻度が高く, 見逃されやすいので注意する[4].

2）アレルギー検査

- まず, スクリーニングとして, モモ特異的 IgE 抗体測定を実施する.
- Pru p 7 感作例の約 40% はモモ ImmunoCAP が偽陰性になるので, 陰性例でも本症が疑われる場合は, プリックテストを行う[9]. 生のモモを用いて prick-to-prick test を実施することが望ましいが, 缶詰でも陽性になる例も多く代用可

能と考える．Pru p 7 に対する特異的 IgE 抗体測定はサーモフィッシャーダイ
アグノスティックス社に依頼すれば研究的に実施できる．

5 管理の実際

- 原則，モモ，および個々の症例で特定された原因食品を避ける．Pru p 7 と Pru m 7 はアミノ酸の相同性が 100% であるため，ウメについても注意を促す[4]．
- PR-10 の PFAS と異なり，缶詰やジャムなどの加工品でも誘発されるリスクがある．また，FDEIA の診断であれば，原因食品摂取 4 時間以内の運動などの二次的要因を避けるように指導する．
- 症状出現時の対応として，皮膚症状のみなどの軽症時には抗ヒスタミン薬の頓服を指示し，アナフィラキシーの既往やそのリスクが高い例では，アドレナリン自己注射薬（エピペン®）を携帯するように指導する．

 参考文献

1) Inomata N, Miyakawa M, Aihara M. High prevalence of sensitization to gibberel-lin-regulated protein (peamaclein) in fruit allergies with negative immunoglobulin E reactivity to Bet v 1 homologs and profilin: clinical pattern, causative fruits and cofactor effect of gibberellin-regulated protein allergy. J Dermatol. 2017; 44: 735-41.
2) Inomata N, Okazaki F, Moriyama T, et al. Identification of peamaclein as a marker allergen related to systemic reactions in peach allergy. Ann Allergy Asthma Immunol. 2014; 112: 175-7.
3) Inomata N. Gibberellin-regulated protein allergy: clinical features and cross-reactivity. Allergol Int. 2020; 69: 11-8.
4) Inomata N, Miyakawa M, Aihara M. Gibberellin-regulated protein in Japanese apricot is an allergen cross-reactive to Pru p 7. Immun Inflamm Dis. 2017; 5: 469-79.
5) Inomata N, Miyakawa M, Ikeda N, et al. Identification of gibberellin-regulated protein as a new allergen in orange allergy. Clin Exp Allergy. 2018; 48: 1509-20.
6) Tuppo L, Alessandri C, Pasquariello MS, et al. Pomegranate cultivars: identification of the new IgE-binding protein pommaclein and analysis of antioxidant variability. J Agric Food Chem. 2017; 65: 2702-10.
7) Totsuka M, Inomata N, Yamakawa K, et al. Plum anaphylaxis induced by sensitization to gibberellin-regulated protein: possibility of cross-reactivity with Pru p 7 and Pru m 7. J Dermatol. 2020; 47: e296-8.
8) Takei M, Nin C, Iizuka T, et al. Capsicum allergy: involvement of Cap a 7, a new clinically relevant gibberellin-regulated protein cross-reactive with Cry j 7, the gibberellin-regulated protein from Japanese cedar pollen. Allergy Asthma Immunol Res. 2022; 14: 328-38.
9) Inomata N, Miyakawa M, Aihara M. Eyelid edema as a predictive factor for sensitization to Pru p 7 in peach allergy. J Dermatol. 2016; 43: 900-5.

10) Tuppo L, Spadaccini R, Alessandri C, et al. Structure, stability, and IgE binding of the peach allergen Peamaclein (Pru p 7). Biopolymers. 2014; 102: 416-25.

11) Hotta A, Inomata N, Tanegasima T, et al. Case of food-dependent exercise-induced anaphylaxis due to peach with Pru p 7 sensitization. J Dermatol. 2016; 43: 222-3.

12) Sénéchal H, Šantrůček J, Melčová M, et al. A new allergen family involved in pollen food-associated syndrome: snakin/gibberellin-regulated proteins. J Allergy Clin Immunol. 2018; 141: 411-4.

13) Iizuka T, Takei M, Saito Y, et al. Gibberellin-regulated protein sensitization in Japanese cedar (Cryptomeria japonica) pollen allergic Japanese cohorts. Allergy. 2021; 76: 2297-302.

14) Mori Y, Okazaki F, Momma K, et al. Investigation of the sensitization rate for gibberellin-regulated protein in patients with Japanese cedar pollinosis. Allergol Immunopathol (Madr). 2022; 50: 89-92.

〈猪又直子〉

1

重症モモアレルギー

2 大豆（豆乳）アレルギーと納豆アレルギー

エッセンス

 大豆関連の食物アレルギーでは，乳幼児期発症の貯蔵タンパク質がアレルゲンの大豆アレルギーと，成人で多いカバノキ科花粉による花粉-食物アレルギー症候群 pollen-food allergy syndrome（PFAS）の頻度が高い．

 カバノキ科花粉関連大豆アレルギーはしばしば豆乳アレルギーとして発症する．

 豆乳アレルギー患者は，バラ科の果物などに対する口腔アレルギー症候群も合併することが多い．

 納豆アレルギーは，クラゲ刺傷に関連して発症する比較的稀な病態であるが，摂取から症状誘発まで半日程度要することが特徴である．

1 概念

- 大豆関連の即時型食物アレルギーにはいくつかの臨床亜型がある．
- 乳幼児期に発症する貯蔵タンパク質を原因アレルゲンとする大豆アレルギーと，思春期から成人にかけてカバノキ科花粉による花粉-食物アレルギー症候群 pollen-food allergy syndrome（PFAS）として発症する大豆アレルギーの頻度が高い．
- 大豆の発酵食品の一つである納豆に対して，頻度は低いながらも独自のアレルギー症状をきたす病態がある．
- 納豆アレルギーには，クラゲ刺傷に関連してポリγグルタミン酸 poly-γ-glutamic acid（PGA）に感作されて発症するものと，納豆キナーゼ感作に関連す

るものが報告されている.

- 成人で問題になることが多い，カバノキ科花粉関連の大豆アレルギーとPGA による納豆アレルギーに関して解説する.

2 臨床像

1）カバノキ科花粉関連大豆アレルギー

- 豆乳，枝豆，もやし（緑豆もやし含む），豆腐，など比較的加工の不十分な大豆製品摂取時に，即時型アレルギー症状をきたす．誘発症状は，口腔や咽頭に限局されるものから，アナフィラキシーまでさまざまである.

2）納豆アレルギー（PGA感作型）

- 納豆摂取直後に症状をきたすことは稀だが，摂取から5〜14時間後に全身性アレルギー症状をきたす.

3 病態の特徴

1）カバノキ科花粉関連大豆アレルギー

- 原因アレルゲンは大豆の pathogenesis-related protein-10（PR-10）である Gly m 4 である.
- シラカンバやハンノキなど，カバノキ科花粉症を基礎疾患とする．すなわち，カバノキ科関連花粉-食物アレルギー症候群として発症する.
- カバノキ科関連花粉-食物アレルギー症候群は，カバノキ科花粉に曝露された者が，そのメジャーアレルゲンである PR-10 に感作され，果物や野菜中にも含有される PR-10 に交差反応を示すため生じる.
- カバノキ科花粉 PR-10 は，食物 PR-10 のなかではバラ科の PR-10 と最も交差抗原性が高いため，カバノキ科花粉アレルギー患者はバラ科果物への食物アレルギー（口腔に限局した症状となりやすい）を合併しやすいが，大豆の PR-10 である Gly m 4 との交差抗原性によるアレルギーの合併の頻度も高い.
- PR-10 は熱や消化酵素への耐性を示さないため，加熱された食品では症状を生じにくく，症状は口腔に限局しやすい．大豆の場合も原則は同様であるが，大豆の場合は例外的にアナフィラキシーなどの重篤な症状をきたすことがある.
- 大豆製品のなかでも豆乳で特に症状をきたしやすい［図1］.

2）納豆アレルギー（PGA感作型）

- PGA は納豆の発酵の過程で産生される粘稠物質である.

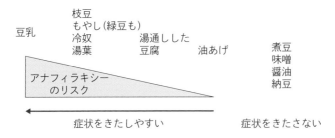

Gly m 4：加熱や消化酵素により抗原活性が低下する

［図1］カバノキ科花粉関連大豆アレルギー患者が症状をきたしやすい大豆製品

- 同時に PGA はクラゲの触手でも産生されている.
- 納豆アレルギー患者の多くがマリンスポーツ愛好家であり，PGA の主な感作源としては，クラゲ刺傷による経皮感作と考えられている[1].

4 診断のポイント

1）カバノキ科花粉関連大豆アレルギー

- 大豆（粗抽出大豆アレルゲン）特異的 IgE 抗体価はこの臨床亜型の約半数が陰性になる[2].
- 一方，Gly m 4 特異的 IgE 抗体価は陽性率が高い[2]．ただし，Gly m 4 特異的 IgE 抗体価測定は特異度は高くない．大豆アレルギー症状を経験したことのないカバノキ科花粉感作でも Gly m 4 特異的 IgE 抗体価が陽性になることがあり注意を要する.
- シラカンバ，ハンノキなどカバノキ科花粉症の症状の有無や，それらの IgE 抗体も参考とする.

2）納豆アレルギー（PGA 感作型）

- マリンスポーツなどの履歴を確認する.
- 納豆に対して IgE 反応を証明する．通常は納豆を用いた prick-to-prick test を行って評価する.
- 納豆摂取後に 2 時間以内は症状がなく，それ以降（多くは 5～14 時間後）に症状が誘発されるという発症形態が診断において重要である[3].

5 管理の実際

1）カバノキ科花粉関連大豆アレルギー

- Gly m 4 は他の食物 PR-10 と同様に，加熱や発酵などの加工処理で抗原活性を失いやすいという性質があることを強調して指導を行う．

- すなわち豆乳で最も症状が起こりやすく，もやしや枝豆，豆腐でも症状が誘発されやすい[2,4] が，十分な加熱・加工処理が加えられている味噌，醤油，煮豆や納豆で食物アレルギー症状が起こることはまずない［図1］．

- 緑豆もやしでも大豆もやしと同様に症状を認めたり，同じマメ科であるピーナッツでもアレルギー症状が誘発されることもあるので注意が必要である．

- Gly m 4 による大豆アレルギーは，その発症の原因がカバノキ科花粉アレルギーであるため，カバノキ科花粉症の増悪によってその病態が悪化する．したがって，Gly m 4 による大豆アレルギー症状はカバノキ科花粉の飛散時期とその直後に，最も起こりやすいことに注意を要する[5]．

2）納豆アレルギー（PGA 感作型）

- 基本は納豆の回避である．

- クラゲの経口摂取，食品添加物として PGA が添加された製品の回避も必要であって，指導を行う．

 参考文献

1） Inomata N, Miyakawa M, Aihara M. Surfing as a risk factor for sensitization to poly (γ-glutamic acid) in fermented soybeans, natto, allergy. Allergol Int. 2018; 67: 341-6.

2） Fukutomi Y, Sjölander S, Nakazawa T, et al. Clinical relevance of IgE to recombinant Gly m 4 in the diagnosis of adult soybean allergy. J Allergy Clin Immunol. 2012; 129: 860-3. e3.

3） Inomata N, Osuna H, Kawano K, et al. Late-onset anaphylaxis after ingestion of Bacillus Subtilis-fermented soybeans (Natto): clinical review of 7 patients. Allergol Int. 2007; 56: 257-61.

4） Mittag D, Vieths S, Vogel L, et al. Soybean allergy in patients allergic to birch pollen: clinical investigation and molecular characterization of allergens. J Allergy Clin Immunol. 2004; 113: 148-54.

5） Minami T, Fukutomi Y, Saito A, et al. Frequent episodes of adult soybean allergy during and following the pollen season. J Allergy Clin Immunol Pract. 2015; 3: 441-2. e1.

〈福冨友馬〉

3 豚肉アレルギー: pork-cat syndrome

エッセンス

 ネコに経気道感作されると，交差反応のために豚肉アレルギーを発症しうる．

 十分加熱された豚肉摂取ではアレルギー症状は生じにくく，加熱が不十分な豚肉やハムやソーセージなど燻製品の摂取で発症しやすい．

 感作原因となりうるネコとの接触回避によって，交差する豚肉アレルギーは治癒しうる．

1 概念

- Pork-cat syndrome は 1994 年に初めて提唱された肉アレルギーの一種で[1]，原因アレルゲンはブタの血清アルブミン（Sus s 1）であり，類似の構造を有するネコの血清アルブミン（Fel d 2）に経気道的に感作された後，交差反応によって豚肉摂取時にアレルギー症状を呈する疾患である[2]．

- ネコの血清アルブミンに感作されるには数年単位の時間を要するとされる．ネコを飼育している人が発症することが多いが，動物種間の血清アルブミンの交差抗原性は高いため，ネコ以外のイヌ[3] やハムスター[4] が感作に関与した例も報告されている．

- 感作された患者は豚肉を食べると必ず症状が出現するわけではなく，加熱の不十分な豚肉や，ハムやソーセージなど薫製した豚肉の摂取で症状が出やすく，十分加熱された豚肉では症状が出にくい[2]．

- 豚肉摂取での報告が多いが，交差反応のために牛肉摂取でもアレルギー症状を発症しうる[5]．

[表 1] Pork-cat syndrome の特徴

好発年齢	小児〜成人
感作原因	Fel d 2（ネコ血清アルブミン）
発症原因	Sus s 1（ブタ血清アルブミン）
推定感作経路	ネコの Fel d 2 による経気道感作
特異的 IgE 検査（保険適用）	ネコ皮膚特異的 IgE 陽性，豚肉特異的 IgE 陽性
特異的 IgE 検査（保険未適用）	Fel d 2 特異的 IgE 陽性, Sus s 1 特異的 IgE 陽性
獣肉摂取時の症状	OAS*，蕁麻疹，呼吸困難，腹痛，下痢，アナフィラキシー
発症時間**	1 時間以内
治癒の見込み	ネコとの接触を避けることで治りうる
ペットの飼育歴	ネコを飼育していることが多い（ネコは感作源）

*OAS: oral allergy syndrome（口腔アレルギー症候群）.
**発症時間には個人差があるため，記載の時間より遅い場合もあることに注意を要する.

2 臨床像 [表 1]

● 一般的に豚肉摂取 1 時間以内にアレルギー症状が出現するが[2]，自験例では摂取 5〜6 時間後の運動時に発症した患者も存在する[6]．

● 臨床像としては蕁麻疹，呼吸困難，腹痛，下痢などがみられ，進行すればアナフィラキシーショックに至る．

● 少数ではあるが，口腔アレルギー症候群（口腔咽頭粘膜の刺激感）として発症した報告もみられる[2]．

● 患者は豚肉アレルギー発症前に，飼いネコ（またはその他のペット）との接触で鼻炎や喘息などの局所アレルギー症状を自覚していることがあり，診断の参考になる．

3 病態の特徴

● ネコの血清アルブミン（Fel d 2）に経気道的に感作された患者が，類似の構造を有するブタの血清アルブミン（Sus s 1）摂取時に，交差反応のために発症する IgE 依存性即時型アレルギーである．

● 交差反応のために発症する食物アレルギーは，感作原因の対策を行うことによって治癒しうることもわかってきている[2]．つまり，感作原因となるネコ（またはその他の動物）との接触回避によって治癒しうることが特徴の一つである．

● 通常のネコアレルギーの主要なアレルゲンは Fel d 1（ウテログロビン）であり，

ネコアレルギー患者のほとんどが感作されている[7]．Pork-cat syndrome の原因アレルゲンである Fel d 2 の感作率は 14〜23% と報告されている[8〜10]．

4 診断のポイント ［表1］

- まずは問診にて，ペットの飼育歴，動物との接触歴，また動物との接触時のアレルギー症状の有無，さらに摂取した豚肉の加熱具合などについて聴取する．
- 問診にて pork-cat syndrome が疑われる場合は，特異的 IgE 抗体検査（イムノキャップ™）を実施する．通常，ネコ皮膚特異的 IgE が陽性を示す．豚肉特異的 IgE も陽性を示し，時に牛肉特異的 IgE も陽性となる（通常は牛肉特異的 IgE 値よりも豚肉特異的 IgE 値のほうが高値を示す）．
- 現時点では保険未適用であるが，Fel d 2（ネコ血清アルブミン）特異的 IgE 検査，Sus s 1（ブタ血清アルブミン）特異的 IgE 検査は感度が高い．
- 皮膚テスト（prick-to-prick test）も診断の参考となるが，豚肉や牛肉のアレルゲンスクラッチエキスについては，ヒト又は動物由来成分を原料として製造される医薬品，医療用具等の品質及び安全性確保の問題から，製造が中止された経緯がある．実施する際は市販の豚肉や牛肉を使用することとなるが，患者に十分説明して同意を得た上で実施することが望ましい．

5 管理の実際

- 根本的には，ネコとの接触を避けた生活を送ることで，ネコ皮膚特異的 IgE 値が低下し，豚肉を安全に摂取できるようになる可能性があるため[2]，ネコとの接触回避を勧める．
- 実際の日常診療ではペットを手放す選択をする患者は少ないため，生活指導が重要となる．まずは十分な加熱がなされていない豚肉の摂取を回避することを指導する必要がある．特に，ハムやソーセージなどの燻製品を摂取する際にも十分に加熱するように指導する．
- 筆者が経験した食物依存性運動誘発アナフィラキシーの病型で発症した症例では，豚肉摂取時の運動や非ステロイド性抗炎症薬内服の組み合わせ回避の指導によって，発症予防が可能となった[6]．
- 飼育しているペットが感作原因であることを知った際，患者は少なからず落胆するため，患者の希望，ライフスタイルに寄り添った指導・管理をしていくことも重要である．

参考文献

1) Drouet M, Boutet S, Lauret MG, et al. The pork-cat syndrome or crossed allergy between pork meat and cat epithelia. Allerg Immunol (Paris). 1994; 26: 166-8, 171-2.
2) Posthumus J, James HR, Lane CJ, et al. Initial description of pork-cat syndrome in the United States. J Allergy Clin Immunol. 2013; 131: 923-5.
3) 山田早紀, 松原康策, 千貫祐子, 他. ネコとイヌの両者に感作されたと考えられる小児期早期発症の pork-cat syndrome の 1 例. アレルギー. 2019; 68: 1141-7.
4) Cisterió-Bahíma A, Enrique E, San Miguel-Moncín MM, et al. Meat allergy and cross-reactivity with hamster epithelium, Allergy. 2003; 58: 161-2.
5) Wilson JM, Platts-Mills TAE. Red meat allergy in children and adults. Curr Opin Allergy Clin Immunol. 2019; 19: 229-35.
6) Shiratsuki R, Chinuki Y, Fukushiro S, et al. A case of pork-cat syndrome that developed as food-dependent exercise-induced anaphylaxis. Acta Derm Venereol. 2020; 100: adv00233.
7) van Ree R, van Leeuwen WA, Bulder I, et al. Purified natural and recombinant Fel d 1 and cat albumin in in vitro diagnostics for cat allergy. J Allergy Clin Immunol. 1999; 104: 1223-30.
8) Hilger C, Kohnen M, Grigioni F, et al. Allergic cross-reactions between cat and pig serum albumin. Study at the protein and DNA levels. Allergy. 1997; 52: 179-87.
9) WHO/IUIS Allergen Nomenclature Sub-Committee. Allergen Nomenclature: Fel d 2. http://www.allergen.org/viewallergen.php?aid=320 (Last Updated: 2019-08-16).
10) Matricardi PM, Kleine-Tebbe J, Hoffmann HJ, et al. EAACI molecular allergology user's guide. Pediatr Allergy Immunol. 2016; 27: 1-250.

〈千貫祐子〉

4 牛肉アレルギー: α-Gal syndrome

エッセンス

 気づかないうちにマダニに繰り返し咬まれている人が牛肉アレルギーを発症しうる.

 アレルギー症状は牛肉摂取後 3～6 時間経過してから遅発性に現れることが多い.

 感作原因となりうるマダニ咬傷回避によって, α-Gal syndrome は治癒しうる.

1 概念

- α-Gal syndrome の原因抗原エピトープは, 獣肉の糖鎖 galactose-α-1,3-galactose（α-Gal）であり, マダニ咬傷によってマダニ唾液中のα-Gal に感作された人が, 獣肉に結合するα-Gal に反応してアレルギーを発症する疾患である[1].

- マダニは咬むと同時に痛みやかゆみを感じさせない物質を注入するため, 通常咬傷には気づきにくく, 患者はマダニ咬傷既往の自覚のないことがほとんどである[2].

- 糖鎖α-Gal は豚肉や羊肉や鯨肉など, 他の哺乳類肉にも含まれるため, これらの獣肉を摂取したときにもアレルギーを生じうる.

- 糖鎖α-Gal は, ヒト／マウスキメラ型モノクローナル抗体製剤である抗悪性腫瘍薬のセツキシマブにも含まれるため, α-Gal syndrome 患者は, セツキシマブの初回投与でアナフィラキシーショックを生じる[3].

- α-Gal syndrome患者は交差反応のためにカレイ魚卵の糖タンパク質ZPAXにもアレルギーを生じるため, 注意を要する[4].

2　臨床像［表1］

- 筆者らの診療する獣肉アレルギー患者の約9割が屋外でイヌを飼育していたことから[5,6]，イヌの散歩の際に草むらなどでマダニに咬まれている可能性，また草むらから帰ったイヌにマダニが付着して，そのマダニが飼い主を咬むことによって，経皮的に感作されるものと考えられる．ただし，ペット飼育歴のない患者も存在するため，マダニに咬まれうる環境で生活する人は注意を要する．

- 獣肉摂取後の症状として，蕁麻疹や呼吸困難，腹痛，下痢などを発症し，進行すればアナフィラキシーショックに至る．

- 獣肉アレルギーの臨床的特徴として，獣肉摂取からアレルギー発症までに3時間以上を要することが多く，本疾患が見逃されやすい原因の一つとなっている．この原因としては，腸管上皮モデル（Caco-2細胞）を用いた研究にて，タンパク質ではなく脂質に結合したα-Gal のみが腸管上皮を通過でき，タンパク質よりも脂質の消化吸収のほうが遅いため，α-Gal が原因の獣肉アレルギー発症が遅発性となる可能性が示されている[7]．

- α-Gal が原因の獣肉アレルギーは，血液型B型，AB型の人も稀には発症するが，患者のほとんどがA型またはO型である．B抗原を持つ人（B型，AB型の人）はもともと体内にα-Gal と類似の糖鎖構造を有しており，自己（類似）抗原に対しては抗体を産生しにくいためと考えられる．

- α-Gal syndrome 患者は，その構造中にα-Gal を有する抗悪性腫瘍薬のセツキシマブ投与でアナフィラキシーショックを発症しうること，さらに交差反応のためにカレイ魚卵にもアレルギーを発症しうることに注意を要する．

- セツキシマブは直接静脈内に投与するため，ほとんどの患者が短時間でアナフィラキシーショックに陥る．α-Gal が原因と考えられるセツキシマブ初回投与時のアナフィラキシーショックによる死亡症例も経験される[8]．このような重篤な患者の発症を回避するため，本疾患の診断法および対処法の周知徹底が必要と考える．

3　病態の特徴

- 本疾患の特徴は，気づかないうちにマダニに繰り返し咬まれた人にマダニ唾液中のα-Gal に対する経皮感作が成立して発症する点である．

- マダニ咬傷の回数に応じてα-Gal 特異的IgE値が上昇してくることがわかっているため，マダニに咬まれやすい生活環境が大きく影響するものと思われ

[表1] α-Gal syndrome の特徴

好発年齢	成人〜高齢者
感作原因	α-Gal（マダニ由来）
発症原因	α-Gal（獣肉由来）
推定感作経路	マダニのα-Gal による経皮感作
抗原特異的 IgE 検査（保険適用）	牛肉特異的 IgE 陽性
抗原特異的 IgE 検査（保険未適用）	α-Gal 特異的 IgE 陽性
獣肉摂取時の症状	蕁麻疹，呼吸困難，腹痛，下痢，アナフィラキシー
発症時間*	3〜6 時間後
治癒の見込み	マダニ咬傷の回避により治りうる
ペットの飼育歴	イヌを飼育していることが多い（イヌは媒介者）

*発症時間には個人差があるため，記載の時間より早い場合も遅い場合もあることに注意を要する．

る[9]．

- α-Gal そのものや交差する糖タンパク質の関係で，獣肉はもちろんのこと，セツキシマブやカレイ魚卵など，思いがけない食物や薬剤に対してアレルギーを生じうる．このような感作原因，交差反応を意識して診療にあたることが重要である．

4 診断のポイント ［表1］

- まずは問診で，居住地やペットの飼育歴を聴取し，マダニの生息の多い山や野原や畑に入ることがないかを確かめる．仕事で山に入ることが多い場合も発症リスクとなる．
- さらに，マダニ咬傷の既往の有無，食事摂取からアレルギー発症までの時間，血液型について聴取する．
- 問診にてα-Gal syndrome が疑われる場合は，抗原特異的 IgE 検査（イムノキャップ™）を実施する．通常，牛肉特異的 IgE が陽性を示す．豚肉特異的 IgE も陽性を示すことが多いが，通常は豚肉特異的 IgE 値よりも牛肉特異的 IgE 値のほうが高値を示す．
- 現時点では保険未適用であるが，α-Gal（ウシサイログロブリン）特異的 IgE 検査の感度は良い．
- 皮膚テスト（prick-to-prick test）も診断の参考となるが，牛肉や豚肉のアレルゲンスクラッチエキスは，ヒト又は動物由来成分を原料として製造される医

薬品，医療用具等の品質及び安全性確保の問題から製造が中止された経緯がある．市販の牛肉や豚肉を使用することとなるが，その際には患者に十分説明して同意を得た上で実施する．

5 管理の実際

- 本疾患は交差反応のためにさまざまな食物や薬剤に関する摂取回避の指導が必要であるが，感作原因であるマダニ咬傷回避の徹底によって牛肉・豚肉特異的IgE値が減少，消失し，数年かけて治癒しうる疾患である．
- 筆者は国立感染症研究所のホームページからダウンロード可能な「マダニ対策，今できること」をプリントアウトして患者に手渡し，マダニ咬傷回避のための徹底的な生活指導を行っている[10]．そして，このような指導によって治癒してくる患者を多く経験している[11]．
- 豚肉よりも牛肉で重篤な症状を発症する患者が多いため，牛肉，豚肉特異的IgEの陰性化後の獣肉摂取制限の介助は豚肉，牛肉の順番に試みるのがよいと思われる．
- セツキシマブは直接静脈内に投与するため，牛肉特異的IgEが陰性であってもアナフィラキシーショックを発症する症例が少なからず存在し，α-Gal syndromeが疑われる患者への投与には厳重な管理を必要とする．

参考文献

1) Commins SP, James HR, Kelly LA, et al. The relevance of tick bites to the production of IgE antibodies to the mammalian oligosaccharide galactose-α-1,3-galactose. J Allergy Clin Immunol. 2011; 127: 1286-93.
2) Wada T, Ishiwata K, Koseki H, et al. Selective ablation of basophils in mice reveals their nonredundant role in acquired immunity against ticks. J Clin Invest. 2010; 120: 2867-75.
3) Chung CH, Mirakhur B, Chan E, et al. Cetuximab-induced anaphylaxis and IgE specific for galactose-α-1,3-galactose. N Engl J Med. 2008; 358: 1109-17.
4) Chinuki Y, Takahashi H, Morita E. IgE antibodies to galactose-α-1,3-galactose, an epitope of red meat allergen, cross-react with a novel flounder roe allergen. J Investig Allergol Clin Immunol. 2022; 32: 324-6.
5) 千貫祐子, 高橋 仁, 森田栄伸. 牛肉アレルギー患者20例の臨床的および血清学的解析. 日本皮膚科学会雑誌. 2013; 123: 1807-14.
6) Chinuki Y, Ishiwata K, Yamaji K, et al. *Haemaphysalis longicornis* tick bites are a possible cause of red meat allergy in Japan. Allergy. 2016; 71: 421-5.
7) Román-Carrasco P, Lieder B, Somoza V, et al. Only α-Gal bound to lipids, but not to proteins, is transported across enterocytes as an IgE-reactive molecule that can induce effector cell activation. Allergy. 2019; 74: 1956-68.

4

牛肉アレルギー：α-Gal syndrome

8) Wen S, Unuma K, Chinuki Y, et al. Corrigendum to "Fatal anaphylaxis due to alpha-gal syndrome after initial cetuximab administration: the first forensic case report" [Legal Med. 51 (2021) 101878]. Leg Med (Tokyo). 2021; 52: 101936.

9) Hashizume H, Fujiyama T, Umayahara T, et al. Repeated *Amblyomma testudinarium* tick bites are associated with increased galactose-α-1, 3-galactose carbohydrate IgE antibody levels: a retrospective cohort study in a single institution. J Am Acad Dermatol. 2018; 78: 1135-41. e3.

10) 国立感染症研究所昆虫医科学部ホームページ: マダニ対策, 今できること. https://www.niid.go.jp/niid/ja/sfts/2287-ent/3964-madanitaisaku.html（参照 2023/7/1）

11) 上野彩夏, 千貫祐子, 森田栄伸. α-Gal syndrome 13例の牛肉特異的IgE値の推移と臨床的予後の解析. 西日本皮膚科. 2022; 84: 407-9.

〈千貫祐子〉

5 スパイスによるアレルギー: 2つの PFAS＋鑑別の山椒

エッセンス

 ヨモギ花粉症やカバノキ科花粉症はセリ科植物のスパイスアレルギーを発症することがある.

 ワサビ，大根などのアレルギーは主に成人で発症し，経皮感作が原因と考えられている.

 近年海外で増加しているマスタードのアレルギーは幼少期の経口感作が原因と考えられている.

 山椒の経口摂取時に起きる口腔内の痺れはアレルギーとは異なる.

 クロムの金属アレルギーがある場合は山椒でアレルギー反応が出現することがある.

1 概念

- 料理に風味や辛みを与えるスパイス（香辛料）は隠し味として食品中に少量しか含まれないことが多く，原因究明に難渋する食物アレルギーの一つである.
- スパイスは多種多様の料理に使用されるため，食物アレルギーの原因となる頻度は少なくない.
- 花粉症の原因によってはスパイスとの交差反応に留意する必要がある.

2 臨床象

- ヨモギやカバノキ科の花粉症が先行して発症し，セリ科スパイスを含む食品を摂取することで食物アレルギーを発症することがある.

- カレーなどを除くと単回でのスパイス摂取量が少ないため，アルコール，運動，消炎鎮痛薬内服などの促進因子がないと症状が出現しない場合も多い．
- スパイスを扱う工場勤務といった職業曝露によって発症するクラス1アレルギー（感作アレルゲンと曝露アレルゲンが同一のアレルギー）の場合と，ヨモギやカバノキ科花粉症による交差反応で発症するクラス2アレルギー（感作アレルゲンと曝露アレルゲンが異なり，交差抗原性が病態となるアレルギー）の場合がある．

3 病態の特徴

1）セリ科スパイスアレルギー[1,2]

- セリ科のスパイスやハーブにはディル，キャラウェイ，クミン，コリアンダー，フェンネル，パセリ，アニス，アジョワン，ミツバなどがある．
- ヨモギ花粉症やカバノキ科花粉症が先行して，ヨモギ–シラカンバ–セロリ–スパイス症候群 mugwort-birch-celery-spice syndrome やセロリ–ニンジン–ヨモギ–スパイス症候群 celery-carrot-mugwort-spice syndrome などとして，クラス2アレルギーとして発症する場合がある．
- セロリのアレルゲンのうち Api g 1 は口腔アレルギー症候群の原因となり，ヨモギやカバノキ科花粉と交差反応するクラス2アレルギーのアレルゲンは pathogenesis-related protein-10（PR-10）である．
- セロリのアレルゲンのうち Api g 2 や Api g 6 は脂質輸送タンパク lipid transfer protein（LTP）であり，加熱調理を行っても抗原性が低下しにくいことから食物依存性運動誘発アナフィラキシーをきたすことがある．
- ハーブを含む製品を扱うエステティシャンなどは経皮感作によってスパイスのアレルギーを発症することがある．
- 調理師などスパイスを使用する職業に就いて，曝露を受けて発症するクラス1アレルギーの場合がある．

2）大根・ワサビなどのアレルギー[3,4]

- アブラナ科の植物にはワサビ，マスタード，大根，からし菜，ルッコラなどがある．
- 大根を代表とする *Raphanus sativus* のアレルギーは基本的に成人女性でみられ，摂取後だけでなく料理中に症状が出現することなどから経皮感作が考えられている．

JCOPY 498-02616

- アレルゲンとなるタンパクは熱に弱いことが確認されているため，十分な加熱により摂取が可能となるケースがある．
- 近年マスタードの消費量が多い地域で増加しているマスタードのアレルギーは，経口感作が原因と考えられている．
- マスタードアレルギーは他のアブラナ科の野菜と交差感受性を示さなかったという報告がある．一方で，カバノキ科花粉やヨモギ花粉との交差反応を示すことも報告されている（mustard-mugwort allergy syndrome）．
- マスタードなどのスパイスは食品そのものが刺激性をもつため，皮膚テストで偽陽性になる可能性がある．
- マスタードのアレルゲンは耐熱性であり，胃酸による変化も少ない．

3）山椒アレルギー

- 山椒の英名は Japanese pepper で，ミカン科サンショウ属の植物であり，日本以外に朝鮮半島南部，中国にも自生する．
- 花椒（かしょう，ホアジャオ）は英名を Sichuan pepper といい，山椒の同属別種の植物である．四川料理で多用され，中国で最も広く栽培されている中国産のスパイスである．辛みの成分としてサンショオール，サンショアミドを含み，少量では胃腸を温めて消化器症状を改善する効果があるものの，食べ過ぎると症状を悪化させる可能性がある．
- 山椒の成分自体はマスト細胞の活性化に対して抑制的に働くという研究結果が報告されている．
- ただし山椒の含有成分であるサンショオールやサンショアミド，キサントキシンによって口の中が痺れるような感覚が起きる．この痺れはアレルギーとは異なる．
- 山椒は100gあたり21μgのクロムを含有しており，このクロムが原因で金属アレルギーによる症状を起こす可能性が考えられている．
- クロムなど微量金属のアレルギーは原因物質に曝露してから数時間〜数日後に出現する遅発型アレルギーである．
- 特異的IgEは関与しないため，血清中特異的IgE検査やプリックテストの診断的有用性はない．
- なおパッチテストにより，クロムのアレルギーが判明している場合はチョコレート，チーズ，乾燥わかめにも注意すべきである．

4　診断のポイント

- 花粉症が出現する季節を確認すべきである．地域により差異はあるもののカバノキ科の花粉飛散時期は主に1〜6月下旬であり，飛散量が多い時期は3月中旬〜4月中旬である．ヨモギの花粉飛散時期は7〜10月中旬であり，飛散量が多い時期は9月上旬〜10月中旬である．
- 経皮感作が原因となる可能性もあるため，手湿疹やアトピー性皮膚炎の有無について確認すべきである．
- 摂取して症状が出現する食事の種類を詳細に確認すべきである（料理に含まれるスパイスの量や種類に留意して問診する必要がある）．
- 職業を確認すべきである．調理師は調理中に，エステティシャンはハーブを含むクリームやオイルを使用することで経皮感作をきたす可能性がある．
- 調理中の症状の有無，摂取した料理の加熱具合を確認すべきである．同じ食材であっても加熱の程度で症状の出やすさに違いがあることに留意する必要がある．
- スパイスに対する特異的IgE抗体を検査することはできないが，交差反応を示すことがあるヨモギ，ハンノキ，シラカンバの特異的IgE抗体は検査することが可能である．
- 皮膚テストの偽陽性に注意すべきである．スパイスは刺激が強い成分が含まれる食物であり，皮膚テストにより偽陽性が出やすいことに留意する必要がある．
- カレーなど多種多様のスパイスを含む食品でアレルギーが出た際には，食品会社から各種スパイスを取り寄せて皮膚テストを行うことでより確実な診断が可能になる．
- 作成当日のカレーで症状が出現せず，一晩おいた後のカレー摂取で下痢症状が出現した場合はアレルギーではなくウェルシュ菌などの食中毒が鑑別になる．

5　管理の実際

- 原因となるスパイスが特定できた場合は，どのようなスパイスや食材と交差反応を示すかを患者に詳細に説明し，回避を促す．
- 特に感作花粉の飛散時期には症状が出やすくなる可能性があり注意を要する．
- 山椒の経口摂取時に起きる口腔内の痺れはアレルギーとは異なることを説明する．

JCOPY 498-02616

- スパイスを含む食品を摂取する際にはアルコール，運動，消炎鎮痛薬内服などの促進因子を避け，疑わしい食材を摂取せざるを得ない状況の際には事前に抗ヒスタミン薬の内服を行って予防する．
- アナフィラキシーのエピソードがある場合にはエピペン®の処方も行う．

 参考文献

1) 谷口裕子, 西澤 綾, 佐々木洋子, 他. スパイスによる全身症状を伴う Oral Allergy Syndrome(OAS)の 1 例: 果物による OAS と花粉アレルギーの合併例. アレルギー. 2001; 50: 29-31.
2) 原田 晋, 松永亜紀子, 宮地里江子, 他. セリ科スパイスアレルギーの 2 例. アレルギー. 2007; 56: 1515-21.
3) Abe S, Ito J, Harada S, et al. A case of hand urticaria, lip angioedema, and oropharyngeal pruritus induced by Japanese radish through IgE-mediated immediate allergic reaction. Allergy Asthma Clin Immunol. 2021; 17: 36.
4) Sharma A, Verma AK, Gupta RK, et al. A comprehensive review on mustard-induced allergy and implications for human health. Clin Rev Allergy Immunol. 2019; 57: 39-54.

〈伊藤　潤〉

5

スパイスによるアレルギー：2つのPFAS＋鑑別の山椒

6 | ラテックス−フルーツ症候群

エッセンス

 天然ゴムラテックスアレルギー患者の 30〜50％で，天然ゴムラテックスがもつタンパク質と類似構造をもつ食物の摂取により即時型アレルギー反応を生じる現象である．

 特にアボカド，クリ，バナナ，キウイは交差反応性が高く注意を要する．

 ラテックスおよび Hev b 6.02 特異的 IgE 抗体価の両者が陽性（クラス 2 以上）であればラテックスアレルギーの確実例の可能性が高くなる．

 現時点では根本的な治療はないため，症状誘発の原因となる食物を避ける，ラテックスへの曝露を防ぐことを基本とする．

1 概念

- ラテックス−フルーツ症候群とは，天然ゴムラテックスによる即時型アレルギーであるラテックスアレルギーを発症した患者が，ラテックスと交差反応性をもつ食物を摂取した際に蕁麻疹や口腔内過敏，呼吸困難が誘発され，重症例ではアナフィラキシーショックを生じる病態である．つまり，感作の成立と本症の誘発にはそれぞれ別のタンパク質抗原が関与する．
- Hev b 6.02（ヘベイン）は天然ゴム由来のラテックスに含まれる生体防御タンパク質で，天然ゴムラテックス手袋を頻回に使用する医療従事者などにおいてラテックスアレルギーを発症した例の主要抗原となる．
- 日常的に使用するラテックスには，天然ゴムと石油を原料とする合成ゴムがあるが，ラテックスアレルギーは天然ゴムに対する反応であり，合成ゴム製品で

JCOPY 498-02616

は原因となるタンパク質は有さない.

2 臨床像

- 主な症状は即時型アレルギー反応である.
- 天然ゴムラテックス製品と接触した部位に，接触後5〜20分程度でかゆみや紅斑，蕁麻疹などがみられる (stage 1). 重症例では全身性に蕁麻疹が生じ (stage 2)，さらに鼻炎症状や眼の刺激感，喉のかゆみ，喘息症状などもみられる (stage 3). 最重症ではアナフィラキシーショックに至る (stage 4).
- 症状の誘発には，直接皮膚・粘膜への接触によるものと，経鼻腔〜気道による2つの経路がある. 天然ゴム製ラテックス手袋は着用しやすくするためコーンスターチなどのパウダーが塗布され，長時間着用による発汗で生じた水溶性ラテックスアレルゲンをパウダーが吸着し，手袋を着脱する際に飛散したパウダーを吸入すると喘息や鼻炎症状，結膜炎が誘発される. コーンスターチがアレルゲンになることはほとんどない.
- ラテックスアレルギー患者の30〜50％は，クリやバナナ，アボカド，キウイなど特定の植物性食品を摂取した際に，蕁麻疹，口腔内過敏症状，喘息様症状，消化器症状，アナフィラキシーショックなどの即時型アレルギー反応を呈する.

3 病態の特徴

- ラテックス−フルーツ症候群は，ラテックス抗原に感作され，ラテックス特異的IgE抗体が産生されラテックスアレルギーを発症している患者に生じる.
- ラテックス主要抗原であるHev b 6.02と交差反応性をもつ植物性食品は多数あり，[表1]に示す. 特にアボカド，バナナ，クリは32〜34 kDaのクラスIキチナーゼが生体防御タンパク質として含まれ，そのN末端領域がHev b 6.02ドメインと類似構造であり，高い交差反応性を有する.
- 食物に含まれるクラスIキチナーゼは消化されやすく，またヘベイン様ドメインは分子量が小さいため感作能を発揮する可能性は低く，フルーツアレルギー症状を誘発する過程のみに関与するとされる[1]. つまり，食物の感作後にラテックスアレルギーが誘発されることは少ない.

[表1] ラテックスと交差抗原性を示す食品

ハイリスク群（特に交差反応性が高い食品）	アボカド，バナナ，キウイ，クリ
中等度の交差反応性が指摘されている食品	リンゴ，ニンジン，セロリ，メロン，パパイヤ，ジャガイモ，トマト
頻度は低いが交差反応性が指摘されている食品	アンズ，サクランボ，柑橘系，イチジク，ブドウ，ライチ，マンゴー，ネクタリン，パッションフルーツ，モモ，柿，パイナップル，イチゴ，ソバ，ライ麦，小麦，ココナッツ，ヘーゼルナッツ，クルミ，唐胡麻，ヒヨコマメ，ピーナッツ，大豆，ハーブ（ディル，オレガノ，セージ），カイエンペッパー，ピーマン，パプリカ，貝類，ヒマワリの種

Latex Allergy: Latex Cross-reactive foods Fact Sheet (https://www.saswh.ca/wp-content/uploads/2022/02/Fact_Sheet__Cross-Reactive_Foods.pdf) より.

4 診断のポイント

1）問診

- ハイリスク群，すなわち天然ゴムラテックス製品を頻回に使用している（医療従事者，清掃業，食品関係業など），繰り返し医療処置や手術により医療用ゴム製品への曝露機会が多い患者，アトピー性皮膚炎や手湿疹など皮膚バリア機能障害を有する患者，ゴム製品の製造過程で使用される加硫促進剤などによるアレルギー性接触性皮膚炎などを確認する．
- アボカド，バナナ，クリ，キウイなどの食物に対するアレルギーの有無を確認し，発症前に摂取した食物を確認する．またその症状や重症度，持続時間も確認する．

2）ラテックスおよび Hev b 6.02 の特異的 IgE 抗体価の測定

- 医療従事者のラテックスアレルギーの診断において，ラテックスのアレルゲンコンポーネントである Hev b 6.02 は感度が高い[2]．
- ラテックスおよび Hev b 6.02 特異的 IgE 抗体価の両者が陽性（クラス2以上）であればラテックスアレルギーの確実例の可能性が高くなる[3]．
- しかし両者陰性でも完全に否定はできない．最終的には皮膚テストを含めて総合的に判断する．なお，Hev b 6.02 以外のタンパク質に感作され症状を発症するラテックスアレルギー患者では Hev b 6.02 のみの検査では陰性となるため，両者を測定することが勧められる．

3）皮膚テスト

- 天然ゴムラテックス製品，疑わしい食物（本症を生じる頻度が高いアボカド，

クリ，バナナ，キウイを含めて）を用いて検査する．

- 具体的には，滅菌のラテックス含有手袋 1g を 1 cm 角にきざみ，生理食塩水 5 mL に入れて 30 分浸した溶液を用いてプリックテストを行う．全身症状が出現した症例に対しては希釈系列を作成（10 倍，100 倍，1,000 倍など）し，低い濃度の抽出液から検査する．
- 食物は新鮮なものを用いて prick-to-prick test とする．陰性の場合はスクラッチテストや誘発テストを行う．
- 誘発テストは，生理食塩水で濡らしたラテックス含有手袋を 1 つの指に 15 分装着させ，かゆみや紅斑，膨疹の有無を確認する．また食物は口に含んで（飲み込まない）症状を確認するが，症状を誘発し判定するため慎重に検討する必要がある．
- 抗アレルギー薬を内服している場合は皮膚テスト前最低 4〜5 日の休薬を指示する[4]．

4）鑑別上の注意点

- 天然ゴムラテックス製品による臨床症状の存在が診断に不可欠である．花粉症を有してラテックス特異的 IgE 抗体も陽性の場合，本症候群か花粉-食物アレルギー症候群か診断に迷うことがある．花粉抗原（Hev b 8：ラテックスプロフィリン）が影響して，ラテックス特異的 IgE 抗体が検出される場合があるが，天然ゴムラテックスによる症状がなければ真のラテックスアレルギーではないことが多い．
- 手術中にアナフィラキシーを生じた場合，使用薬剤によるものか，天然ゴムラテックス製品によるものかの鑑別を要することがある．周術期のアナフィラキシーは筋弛緩薬や抗菌薬の関与が多く，ほとんどが麻酔導入時〜執刀開始直後に起きるとされ，一方ラテックスによる場合は執刀から一定の時間が経過してから発症することが多いとされる[5]．

5　管理の実際

- 治療法は現時点ではないため，まずは症状の原因となる食物を避ける，ラテックスへの曝露を防ぐことを基本とする．
- 症状を誘発しえる食物は多岐にわたるため，表 1 のような一覧を患者に渡し指導する．特にアボカド，バナナ，クリ，キウイは重篤な症状が誘発されるため注意するよう指導する．

- 使用するゴム製品はラテックスフリーやプラスチック製品を選択するよう勧める.
- 1999 年，医療用具の添付文書にラテックスアレルギーに注意する旨の表示が義務付けられ，現在は医療用手袋は天然ゴムラテックスを含めすべてパウダーフリーとなっている．抗原量が低減したため，ラテックスアレルギーの発症予防に有用である.
- 天然ゴムラテックス製品の使用を回避すると，経年的にラテックス特異的IgE抗体価が低下し，食物に対する症状も軽快することが多い．皮膚バリア機能障害を有する場合はその治療も行い抗原曝露の軽減に努める.

 参考文献

1) 矢上晶子. ラテックス-フルーツ症候群. MB ENTONI. 2021; 254: 37-43.
2) Chardin H, Raulf-Heimsoth M, Chen Z, et al. Interest of two-dimensional electrophoretic analysis for the characterization of the individual sensitization to latex allergens. Int Arch Allergy Immunol. 2002; 128: 195-203.
3) Yagami A, Suzuki K, Saito H, et al. Hev B 6.02 is the most important allergen in health care workers sensitized occupationally by natural rubber latex gloves. Allergol Int. 2009; 58: 347-55.
4) 日本アレルギー学会, 監修.「皮膚テストの手引き」作成委員会, 編. 皮膚テストの手引き. 東京: 日本アレルギー学会; 2021.
5) 麻生麻里子, 伊藤宏太郎, 大賀保範, 他. 手術中に生じたラテックスによるアナフィラキシーショックの 1 例. 西日本皮膚科. 2020; 82: 10-3.

〈宮野恭平〉

JCOPY 498-02616

7 | ソバアレルギー

エッセンス

 ソバは食物によるアナフィラキシーショックのなかで一定比率を示す，重要なアレルゲンである．

 ソバアレルゲンはソバのゆで汁やゆでた際に生じる水蒸気にも含まれており，その蒸気を吸入しただけでも喘息症状等が誘発されることがある．

 CAP 法で特異的 IgE 抗体を確認するが偽陰性例があり，皮膚プリックテストで陽性となることがある．

 十割ソバ以外はつなぎとして小麦が含まれているため，ソバアレルギーが疑われる場合でも「ソバ＋小麦」の可能性を考え，常に小麦アレルギーとの鑑別に注意する．

1 概念

● ソバはナデシコ目タデ科ソバ属の一年草であり，ソバの実の殻は除き，粉にしてソバの材料としている．

● ソバは果皮，種皮，胚から構成され，胚を食用としている．

● ソバアレルギーは，ソバの種子タンパク質成分が経口的あるいは経気道的に体内に侵入して感作が成立することにより発症する．

● ソバアレルギーは本邦を含めたアジア圏で患者が多いが，ソバ自体が世界中で食されており，欧米人の感作や症例も稀ではない．

● 本邦のソバ生産量の半分は北海道で，以下長野県，茨城県，栃木県が多いが，消費量の 80％は輸入に依存している．

2 臨床像

- 即時型食物アレルギー調査でソバは9番目に多い食物で，全体の1.8%を占めると報告された[1].
- 原因食物別のアナフィラキシーショック中で16.5%を占めたとされ[1]，重篤な症状を引き起こすことが多いことが重要である[2].
- 症状がソバ殻や，またソバの花粉によって誘発されることはない.
- ソバアレルゲンは水溶性かつ耐熱性であるため，ゆで汁にはアレルゲン性を維持したままアレルゲンが溶出している.
- 溶出したアレルゲンは水蒸気中にも含まれて空間に拡散するため，一部の重症患者はソバ屋に入店しただけで症状が誘発される可能性がある.
- 店舗によりソバと異なる種類の麺類（多くはうどん）をゆでるとき，釜を共有していることがある．この場合，ゆで釜を共有しているうどんを摂取しても，ソバアレルゲンにより症状が誘発されることがある.

3 病態の特徴

- ソバアレルギーの多くは幼児期に即時型症状の病型で発症するが，成人まで幅広い年齢で発症しえる.
- ソバ以外の穀類（稲類や麦類など）との交差抗原性は高くない.
- ソバ特異的IgE抗体が陰性でも，以前にソバで症状が出現したことがある場合は，注意が必要である.
- 過去，ソバに対してアレルギー症状があった人も，一部の人では症状が出なくなる可能性がある.
- 実際ソバを食べて症状が出現した44人のうち24人（54.5%）がアナフィラキシーを起こしたという報告やソバ特異的IgE抗体陽性の人に実際にゆでたソバ（64 g）を摂取してもらうと症状が出た人の割合は10%程度であったが，そのうちの半数がアナフィラキシーを起こしたという報告[3]がある.

4 診断のポイント

- ソバ特異的IgE抗体のみでソバアレルギーを診断することは困難である[3].
- 皮膚プリックテストはソバ特異的IgE抗体よりも診断に有用である[4].
- ソバの主要アレルゲンとして，Fag e 1（24 kDa），Fag e 2（16 kDa），Fag e 3（19 kDa），Fag e 10 kDa（10 kDa），Fag e TI（9 kDa）が同定されている[5,6]［表1］.

JCOPY 498-02616

[表1] ソバアレルゲンコンポーネント

名称	分子量（×10³）	一般名
Fag e 1	24	13S グロブリン，レグミン様タンパク質
Fag e 2	16	2S アルブミン
Fag e 3	19	7S グロブリン，ビシリン様タンパク質
Fag e TI	9	トリプシンインヒビター
Fag e 10 kDa	10	2S アルブミン

（伊藤浩明，編．食物アレルギーのすべて．改訂第2版．診断と治療社; 2022, p.106 より改変）

- Fag e 1は種子貯蔵タンパク質の一つ13Sグロブリンで，胃の消化酵素であるペプシンに対して感受性があり，経口摂取した場合には胃で分解されやすいため，症状誘発への関与は限定的であると推測されている．
- Fag e 2は2Sアルブミンに属する種子貯蔵タンパク質で，非常に安定な構造をとっている．そのためペプシンに耐性があり消化分解されにくいことから，経口摂取後のアレルギー症状誘発に関与する主要なアレルゲンであるとされる．
- Fag e 3は種子貯蔵タンパク質である7Sグロブリンに属するビシリン様タンパク質であり，そのアミノ酸配列はカシューナッツのAna o 1やクルミのJug r 2およびゴマのSes i 3と類似している．ソバアレルギー患者がこれらを摂取するときには注意を要する．
- Fag e TIはトリプシンインヒビター類であり，TI-1，TI-2b，TI-2cにソバアレルギー患者の血清IgEが結合することが明らかにされている．
- コンポーネントを用いた特異的IgE検査のソバアレルギーの臨床診断能は，Fag e 3＞Fag e TI-2c＞Fag e 2＞Fag e 1＞Fag e 10 kDaの順に大きい[7]．
- Fag e 3特異的IgE抗体検査はソバアレルギー診断精度を向上させる[7]．
- Fag e 3特異的IgE抗体は食物経口負荷試験の結果やアナフィラキシーの予測が可能である[8]．
- 十割ソバ以外のソバにはつなぎとして小麦が含まれているため，ソバアレルギーが疑われる場合でも「ソバ＋小麦」の可能性を常に考え，小麦アレルギーとの鑑別に注意する．
- 他の食物アレルギーと同様に，診断には丁寧な問診が重要である．

5 対応の実際

- 診断が確定したら，原則として確実に除去する指導を行う．

- ソバは食品表示法において，特定原材料に指定されており，きわめて微量であっても表示義務がある．そのため容器包装された商品であれば，原材料表示を確認することで誤食を回避することができる．

- ソバとうどんを同じ釜でゆでている店舗の場合，重篤なソバアレルギーであれば，うどんを摂取してもアレルギー症状が誘発される可能性があるため，確認と注意が必要である．

- ソバは麺形態以外にもそばがき，そばまんじゅう，そば茶，調味料添加などで摂取する機会があり，また海外ではガレット，菓子類，パスタ類，ロシアのブリヌイなどクレープ状にして食べることもある．外食ではソバが隠れていることも多く，店舗に確認することが重要である．

- ソバ焼酎は蒸留しているため，ソバアレルギーでも飲用することができるが，あえて飲むことは推奨しない．

- 他のアレルギーと同様に，アナフィラキシーの既往があればアドレナリン自己注射（エピペン®）の携帯を推奨する．

 参考文献

1) 今井孝成, 杉崎千鶴子, 海老澤元宏. 消費者庁「食物アレルギーに関連する食品表示に関する調査研究事業」平成 29（2017）年即時型食物アレルギー全国モニタリング調査結果報告. アレルギー. 2020; 69: 701-5.

2) Andersen JB, Kristensen B. Buckwheat allergy can cause live-threatening anaphylaxia. Ugeskr Laeger. 2014; 176（25A）: V08120509.

3) Yanagida N, Sato S, Takahashi K, et al. Reactions of buckwheat-hypersensitive patients during oral food challenge are rare, but often anaphylactic. Int Arch Allergy Immunol. 2017; 172: 116-22.

4) Yanagida N, Sato S, Takahashi K, et al. Skin prick test is more useful than specific IgE for diagnosis of buckwheat allergy: a retrospective cross-sectional study. Allergol Int. 2018; 67: 67-71.

5) Park JW, Kang DB, Kim CW, et al. Identification and characterization of the major allergens of buckwheat. Allergy. 2000; 55: 1035-41.

6) Matsumoto R, Fujino K, Nagata Y, et al. Molccular characterization of a 10-kDa buckwheat molecular reactive to allergic patients' IgE. Allergy. 2004; 59: 533-8.

7) Maruyama N, Sato S, Yanagida N, et al. Clinical utility of recombinant allergen components in diagnosing buckwheat allergy. J Allergy Clin Immunol Pract. 2016; 4: 322-3. e3.

8) Yanagida N, Sato S, Maruyama N, et al. Specific IgE for Fag e 3 predicts oral buckwheat food challenge test results and anaphylaxis: a pilot study. Int Arch Allergy Immunol. 2018; 176: 8-14.

〈内田義孝〉

8 | ゴマアレルギー

エッセンス

 ゴマアレルギーは乳幼児期の発症が多いが，あらゆる年齢層で発症する．

 ゴマによるアナフィラキシーの頻度は高い．

 ゴマアレルギーでも，ゴマ油は摂取可能な場合が多い．

 ゴマ特異的 IgE 抗体検査の特異度は低い．

 正しい診断に基づいた適切な食事指導とアレルギー症状出現時の対応（プレホスピタルケア）の指導が重要である．

1 概念

- ゴマは栄養価が高く，さまざまな健康効果があるため[1]，料理や健康食品などに幅広く使用されている．近年，世界的にゴマの生産量が増加し[1]，本邦においても国内生産量は少ないが，輸入量が増加している[2,3]．
- ゴマアレルギーは世界的に問題となっており，各国でアレルギー表示の義務化が進められている[1]．
- 本邦においては，2020 年の即時型食物アレルギー全国実態調査によると，ゴマアレルギーは全体の 0.5％を占め[4]，また，現在の食品表示基準ではゴマはアレルギー表示の推奨品目に指定されているが，表示の義務はない[5]．
- トウダイグサ科トウゴマ属の「トウゴマ」やシソ科シソ属の「エゴマ」もアレルギー症状をきたす可能性はあるが[6,7]，ゴマ科ゴマ属の「ゴマ」とは分類が異なるため，アレルギー表示の対象外である[5]．

2 臨床像

- ゴマアレルギーは，多くの場合は IgE 依存性の即時型反応であり，軽度の蕁麻疹からアナフィラキシーまでさまざまな症状を認める．アナフィラキシーはゴマアレルギー患者の最大約 70% に報告されている[8]．また，Warren らは，小児と成人を対象とした米国の調査において，即時型のゴマアレルギー患者の約 1/3 がアドレナリン使用を必要とする重症のアレルギー症状を経験していたことを報告している[9]．

- 発症は乳幼児期が多いが[8]，前述の Warren らの調査では，ゴマアレルギーの成人の約 1/4 が成人期の発症であった[9]．鶏卵や牛乳とは異なり，ゴマの自然経過での耐性獲得率は 20〜32.1% と低く[8]，成人まで持ち越す例が多い．

- 経口摂取だけではなく，ゴマ粉末の吸入によって喘鳴，鼻炎症状，蕁麻疹が出現する職業性アレルギーが報告されている[8]．

- 非 IgE 依存性反応として，食物蛋白誘発胃腸炎やゴマ油によるアレルギー性接触皮膚炎が報告されている[8]．

3 病態の特徴

- ゴマのアレルゲンコンポーネントとして，現在までに 8 つのタンパク質（Ses i 1〜8）が同定されている[8]．2S アルブミンである Ses i 1 は即時型の症状と関連性が高く[1]，オレオシンである Ses i 4 と Ses i 5 は重症のアナフィラキシーとの関連が報告されている[1,10]．

- ゴマは，加工によってアレルゲン性が変化するため，アレルギー症状の誘発率は食品の形態により異なる[1]．ゴマペーストはゴマそのままの状態やゴマ油よりも症状が誘発されやすく[11]，すりゴマは粒ゴマよりも症状が誘発されやすい[12]．ゴマアレルギーの患者であってもゴマ油は摂取可能な場合は多い[11,12]．そのため，アレルギー症状が誘発されない"食べられる範囲"を食物経口負荷試験 oral food challenge test（OFC）で評価することが望ましい．

- また，ゴマ油に含まれるセサミン，セサモリン，セサモールによるアレルギー性接触皮膚炎が報告されている[8]．

4 診断のポイント

- IgE 依存性の即時型食物アレルギーは，誘発症状が特定の食物摂取と明らかな関連があり，特異的 IgE 抗体などの免疫学的機序を介する可能性があることを

確認することにより診断される[12].

- ゴマ特異的IgE抗体検査は特異度が低い[13,14]．近年, Ses i 1に対する特異的IgE 抗体検査の有用性が期待されている[13,14]．Maruyama らの検討では, ゴマ特異 的IgE抗体のカットオフ値7.97 kU$_A$/L では感度83.3%, 特異度48.2%であった が, Ses i 1特異的IgE抗体のカットオフ値3.96 kU$_A$/mL では感度86.1%, 特異 度85.7%であり, 両者の比較においては, 感度は同等であるが, 特異度はSes i 1特異的IgE抗体のほうが高いことが示されている[13]．しかし現在のところ, Ses i 1特異的IgE抗体は保険未収載である.

- 皮膚テストについては, Saf らは, ゴマ特異的IgE抗体検査よりも市販のゴマ 抽出液を用いた skin prick test のほうが診断精度は高いことを報告してい る[14]．また, Salari らは, 成人を対象とした検討において, 市販のゴマ抽出液 よりもタヒニ (ゴマをペースト状にした調味料) を用いた prick-to-prick test のほうが診断精度は高いことを報告している[15]．この理由として, 市販のゴマ 抽出液は, オレオシンのような親油性のアレルゲンが含まれていないため偽陰 性になる可能性が指摘されている[8,15]．今後, 天然のゴマの抽出液を用いた皮膚 テストは診断の一助となるかもしれない.

- 即時型のゴマアレルギーの診断は, 特異的IgE抗体検査や皮膚テストが陰性の 場合でもゴマアレルギーは否定できない. 一方で, 特異的IgE抗体検査や皮膚 テストが陽性であっても, 感作のみでアレルギー症状を認めないことも少なく ない. ゴマは, ピーナッツや木の実類と交差抗原性が確認されているため, 臨 床的な交差反応性の有無にも注意が必要である[1,8]．診断が難しい場合はアレル ギー専門の医師に紹介する.

- アレルギー性接触皮膚炎が疑われる場合は, パッチテストが有用である[8].

5　管理の実際

- ゴマはさまざまな食品や料理に含まれているため, 除去することは簡単ではな い. 完全除去の必要性を含めて, 正しい診断に基づいた適切な食事指導が重要 である.

- 最近, 小児および成人においてゴマの経口免疫療法 oral immunotherapy (OIT) の有効性が報告されている[8]．現時点では一般診療として OIT を行うこ とはできないが, 詳細な病歴聴取と OFC を含めた種々の検査から, 安全に摂 取できるゴマ食品の形態や量を判断することは, 患者の生活の質 (QOL) の向

8

ゴマアレルギー

上につながると考えられる.

● また，医療機関以外でのアレルギー症状出現時の対応（プレホスピタルケア）の指導も大切である．リスクが高い場合は，アドレナリン自己注射薬（エピペン®）の携帯が必要である．

● ゴマは食品以外に，化粧品として使用されることがあり，医薬品としても内服薬，注射薬，外用薬にゴマ油が含まれていることがあるため，気づかないうちに使用していないか注意する[16].

 参考文献

1) Pi X, Peng Z, Liu J, et al. Sesame allergy: mechanisms, prevalence, allergens, residue detection, effects of processing and cross-reactivity. Crit Rev Food Sci Nutr. 2022: 1-16.
2) 農林水産省. 白ゴマや黒ゴマなど種類がありますが，何が違いますか. 2016 年 10 月回答（2023 年更新）. https://www.maff.go.jp/j/heya/sodan/1610/01.html
3) 概況品別推移表. 検索結果（品目 2030909（ごま），財務省貿易統計. https://www.customs.go.jp/toukei/srch/index.htm?M＝79&P＝1,2,,,2,,,2,,1988,2023,,,3,2030909,,,,,,,,,,1,,,,,,,,,,,1,,,,,,,,,,
4) 海老澤元宏, 杉崎千鶴子, 佐藤さくら, 他. 即時型食物アレルギーによる健康被害に関する全国実態調査. In: 消費者庁. 令和 3 年度食物アレルギーに関連する食品表示に関する調査研究事業報告書. 2022. https://www.caa.go.jp/policies/policy/food_labeling/food_sanitation/allergy/assets/food_labeling_cms204_220601_01.pdf
5) 消費者庁. 食物アレルギー表示に関する情報. 別添 アレルゲンを含む食品に関する表示. https://www.caa.go.jp/policies/policy/food_labeling/food_sanitation/allergy/assets/food_labeling_cms204_230309_02.pdf
6) Coattrenec Y, Jaques D, Jandus P, et al. Anaphylactic shock following castor bean contact: a case report. Allergy Asthma Clin Immunol. 2017; 13: 50.
7) Jeong K, Lee SY, Jeon SA, et al. Clinical and immunological characterization of perilla seed allergy in children. J Investig Allergol Clin Immunol. 2023; 33: 14-20.
8) Weiss S, Smith D. Open sesame: shedding light on an emerging global allergen. Ann Allergy Asthma Immunol. 2023; 130: 40-5.
9) Warren CM, Chadha AS, Sicherer SH, et al. Prevalence and severity of sesame allergy in the United States. JAMA Netw Open. 2019; 2: e199144.
10) Leduc V, Monerct-Vautrin DA, Tzen JT, et al. Identification of oleosins as major allergens in sesame seed allergic patients. Allergy. 2006; 61: 349-56.
11) Shah A, Sicherer SH, Stoffels G, et al. Avoidance recommendations vary for sesame seeds and sesame oil for the sesame-allergic. Pediatr Allergy Immunol. 2023; 34: e13918.
12) 海老澤元宏, 伊藤浩明, 藤澤隆夫, 監修. 日本小児アレルギー学会食物アレルギー委員会, 作成. 食物アレルギー診療ガイドライン 2021. 東京: 協和企画; 2021.
13) Maruyama N, Nakagawa T, Ito K, et al. Measurement of specific IgE antibodies to Ses i 1 improves the diagnosis of sesame allergy. Clin Exp Allergy. 2016; 46: 163-71.
14) Saf S, Sifers TM, Baker MG, et al. Diagnosis of sesame allergy: analysis of current

practice and exploration of sesame component Ses i 1. J Allergy Clin Immunol Pract. 2020; 8: 1681-8. e3.

15）　Salari F, Bemanian MH, Fallahpour M, et al. Comparison of diagnostic tests with oral food challenge in a clinical trial for adult patients with sesame anaphylaxis. Iran J Allergy Asthma Immunol. 2020; 19: 27-34.
16）　独立行政法人医薬品医療機器総合機構 医療用医薬品情報検索. https://www.pmda. go.jp/PmdaSearch/iyakuSearch/

〈板澤寿子〉

8

ゴマアレルギー

9 スキンケア製品で発症する食物アレルギー

エッセンス

 スキンケア製品である石鹸や基礎化粧品，メイクアップ製品に含まれる成分（抗原）により経皮ないしは経粘膜感作を生じ，その成分（同一抗原，もしくは交差抗原）の摂取により比較的重篤な症状が誘発される食物アレルギーがある．

 原因成分として，スキンケア製品に含まれる加水分解小麦，大豆，魚，甲殻類，小麦，卵などが原因となった事例が確認されている．

 原因成分を含有する製品の使用部位では症状が誘発されず，原因成分の摂取により突然重篤なアレルギー反応が誘発される症例がある．

 当該製品の使用をやめることで寛解する症例が多い．

1 概念

- 近年，スキンケア用品や化粧品などを使用し，含有する特定のタンパク質成分に皮膚や粘膜が曝露されることにより感作を生じ，曝露部位での接触蕁麻疹や，それまで摂取しても問題のなかった食材を摂取することにより顔面や眼瞼の腫脹，全身症状が誘発される事例がみられるようになった．
- この発症機序の食物アレルギーとしては，ラテックス–フルーツ症候群[1]や加水分解小麦末含有石鹸[2~4]の事例が先駆けであるが，その他，大豆[5]，魚コラーゲン[6]などが報告されている．
- アナフィラキシーなどの重篤な症状が出現し，初めて受診することが多く，特に成人女性の場合には，その食物アレルギーが特定のスキンケア製品や化粧品を使用するようになってから発症していないか，と常に疑い問診を行うことが

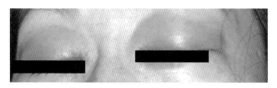

［図1］加水分解小麦末による小麦アレルギー

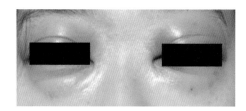

［図2］コチニール色素による食物アレルギー

確定診断につながる．
- 発症との関連が疑われた製品があった場合は，全成分表示を参考にして，発症した食物アレルギーと関連した"食物"由来原料が使用されているかを確認する．

2　臨床像

- スキンケア製品による経皮感作食物アレルギーは，以前は食物アレルギーの既往はなく，特定の化粧品を使用するようになってから，含有成分に関連した食物アレルギーを新たに発症するものである．
- 原因となる食物摂取後の症状としては，著しい眼瞼腫脹［図1，2］や全身蕁麻疹，呼吸困難など，比較的重篤な症例が報告されている．その理由として，症状を誘発した食材と，患者が使用しているスキンケア製品や化粧品との関連に気づきにくいことがあげられ，そのために経皮感作食物アレルギーは，重篤化，大規模化しやすいのではないかと推察されている．
- 皮膚に適用する製品の使用時に接触部位のかゆみや蕁麻疹を生じる症例もみられるが，化粧品だけで全身症状が生じたという報告はない．
- 加水分解小麦末含有石鹸の事例でも7割は石鹸使用時の接触部位の症状を認めているが，3割は接触による症状を自覚のないままパンやうどんなどの小麦製品摂取後に突然眼瞼腫脹やアナフィラキシー症状などが誘発されていた．なお，当該石鹸を使用する前に，小麦アレルギーの明らかな既往がある例はなかった[7]．

● 経皮感作に基づく食物アレルギーの病態として，洗顔など日常的に使用している製品に含まれる加水分解小麦末などの成分が経皮・経粘膜的に吸収され，感作されることにより，直接の原因成分である加水分解小麦末だけでなく，食物アレルギーを誘発する小麦タンパク質などとも反応する特異的IgE抗体が体内に産生され，当該製品使用時の接触蕁麻疹や原因成分による食物アレルギーを誘発したと考えられている.

● 現在もスキンケア製品にはさまざまな食物由来のタンパク質が使用されているが，食物アレルギーの発症の報告があるものは，そのなかの一部である.「加水分解小麦末」は，不溶性である小麦グルテンを酵素や酸，アルカリで分解することで，顕著な乳化性や保湿性を示すことから，石鹸をはじめとするさまざまな香粧品で使用されてきた. ただし，問題となった加水分解小麦末は，そのなかでも特定のものに限定される.

● 「特定の加水分解小麦末（グルパール19S）」が食物アレルギーの発症につながった理由は，これまでの研究成果により，小麦グルテンに酸や加熱処理を加えたことにより加水分解の際に脱アミド化反応が起き，その時に生じた新たなアミノ酸配列（ネオエピトープ）が，本疾患の原因になったことが明らかにされている[8, 9].

● グルパール19Sを含有した当該石鹸は，2004年3月から2010年12月まで，約4,650万個が約467万人に販売され，小麦アレルギーを新規に発症した患者については，日本アレルギー学会の疫学調査により全国270の医療施設に確実例が2,111例いることが明らかとなった. この調査結果から換算すると，日本人の成人女性の12人に1人が当該石鹸を使用したと考えられるが，長期的に使用しなくても発症した人がいる一方で，長期的に連日使用しても発症しなかった人がいた.

● その後，この小麦アレルギーの発症と遺伝子の関係を検討した研究で，Noguchiらは当該事例525例と日本人一般集団3,244名から得られた遺伝子型情報を使用し，全ゲノム関連解析と追認解析を行い，6番染色体短腕のHLA-DQ領域と16番染色体のRBFOX1領域に，関連を示す領域を同定した[10].

● この結果から，使用頻度や個々の症例の皮膚の状態などの関連もあるが，小麦の脱アミド化ペプチドにマッチングするHLA型をもつ人が今回の経皮感作小麦アレルギーを発症しやすかった可能性があることが明らかとなった.

4　診断のポイント

- 詳細な問診を行い，食物アレルギーの原因物質と患者が使用しているスキンケア製品の成分を確認し，その関連性を見出すことが確定診断につながる．食物アレルギーと患者が使用していたスキンケア製品との関連が疑われた場合には，使用製品の全成分表示を参考にして，発症した食物アレルギーと関連した"食物"由来原料が使用されているかを確認する．

- 検査では，血中特異的 IgE 抗体の測定や皮膚テストを実施し特異的 IgE 抗体の検出を行う．さまざまなアレルゲンコンポーネントの特異的 IgE 評価は，保険診療外となるが，サーモフィッシャー社のアッセイサポート，ホーユー株式会社イノベーションセンターの受託解析サービス（https://ic.hoyu.co.jp/update/measurement）などが利用可能である．

- また皮膚テスト（プリックテスト）は症状が誘発された食材とともに，関連性が疑われた患者のスキンケア製品を用いて行う[11]．食材は prick-to-prick test を行い，スキンケア製品の場合は，化粧水や乳液など洗い流さない製品はそのまま使用し，洗い流す製品である石鹸などは生理食塩水で重量比で 0.1％などに希釈して検査に使用する．

5　管理の実際

- スキンケア製品での発症が確認された食物アレルギーの症例に対しては，原因成分を含む食材の回避とともに，当該製品，また原因成分を含むスキンケア製品の使用の中止を患者に指示することが大切である．

- 加水分解小麦末含有石鹸による小麦アレルギーの場合，当該石鹸が回収され使用中止以降，多くの症例で，原因成分であるグルパール 19S 特異的 IgE 抗体は経時的に減少し陰性化していくことが確認され[12]，小麦含有食品の摂取を再開することができていた．

- しかしながら，その後も小麦摂取により症状が誘発される難治例が存在していたり，過去のアナフィラキシーショックなどがトラウマとなって小麦制限が解除できない症例が存在しており，症例ごとに適切な管理が求められる．

- 成人の食物アレルギーは長期的に寛解することが難しい事例が多いが，スキンケア製品などによる経皮感作食物アレルギーは，一定期間，原因製品の使用を中断することで症状が誘発されなくなる時期がくることが期待できる可能性があるため，定期的に特異的 IgE 抗体の推移を確認し，十分に抗体価が低下した

段階で食物経口負荷試験を行い，摂取の可否を確認することが勧められる．ただし，食物経口負荷試験は，十分に安全を確保できる医療機関で予期しない重篤な症状の誘発に備えた上で行うことは言うまでもない．

参考文献

1) 日本ラテックスアレルギー研究会ラテックスアレルギー安全対策ガイドライン作成委員会, 作成. ラテックスアレルギー安全対策ガイドライン 2018〜化学物質による遅延型アレルギーを含む〜. 東京: 協和企画; 2018.
2) Fukutomi Y, Itagaki Y, Taniguchi M, et al. Rhinoconjunctival sensitization to hydrolyzed wheat protein in facial soap can induce wheat-dependent exercise-induced anaphylaxis. J Allergy Clin Immunol. 2011; 127: 531-3.
3) Chinuki Y, Kaneko S, Sakieda K, et al. A case of wheat-dependent exercise-induced anaphylaxis sensitized with hydrolysed wheat protein in a soap. Contact Dermatitis. 2011; 65: 55-7.
4) Yagami A, Aihara M, Ikezawa Z, et al. Outbreak of immediate-type hydrolyzed wheat protein allergy due to a facial soap in Japan. J Allergy Clin Immunol. 2017; 140: 879-81.
5) Yagami A, Suzuki K, Nakamura M, et al. Case of anaphylactic reaction to soy following percutaneous sensitization by soy-based ingredients in cosmetic products. J Dermatol. 2015; 42: 917-8.
6) Fujimoto W, Fukuda M, Yokooji T, et al. Anaphylaxis provoked by ingestion of hydrolyzed fish collagen probably induced by epicutaneous sensitization. Allergol Int. 2016; 65: 474-6.
7) 化粧品中のタンパク加水分解物の安全性に関する特別委員会.（一般社団法人日本アレルギー学会 HP 内）https://www.jsaweb.jp/modules/news_topics/index.php?content_id＝110
8) Nakamura R, Nakamura R, Adachi R, et al. Evaluation of allergenicity of acid-hydrolyzed wheat protein using an in vitro elicitation test. Int Arch Allergy Immunol. 2013; 160: 259-64.
9) Yokooji T, Kurihara S, Murakami T, et al. Characterization of causative allergens for wheat-dependent exercise-induced anaphylaxis sensitized with hydrolyzed wheat proteins in facial soap. Allergol Int. 2013; 62: 435-45.
10) Noguchi E, Akiyama M, Yagami A, et al. HLA-DQ and RBFOX1 as susceptibility genes for an outbreak of hydrolyzed wheat allergy. J Allergy Clin Immunol. 2019; 144: 1354-63.
11) 日本アレルギー学会, 監修.「皮膚テストの手引き」作成委員会, 編. 皮膚テストの手引き. 日本アレルギー学会; 2021. https://www.jsaweb.jp/uploads/files/gl_hifutest.pdf
12) 中村政志, 矢上晶子, 佐藤奈由, 他. 2018 年度（旧）茶のしずく石鹸等による即時型コムギアレルギーの予後調査結果. 第 68 回日本アレルギー学会学術大会, 2019 年 6 月 14 日〜16 日.

〈矢上晶子〉

10 | 人工甘味料によるアレルギー

> **エッセンス**

 人工甘味料によるアレルギーのほとんどはエリスリトール摂取後に生じた症例である.

 エリスリトールアレルギーの診断に際しては,プリックテストでの陽性率が低いことに注意を要する.

 エリスリトールには二次原料として使用した場合には表示義務はなく,エリスリトールアレルギーと診断された際には厳格な注意が必要である.

 清涼飲料水など各種の飲料,和洋の菓子類,健康食品などで使用されている可能性があり,これらについて回避指導を行う.

1 概念

- 甘味料は天然甘味料と人工甘味料とに大別されるが,人工甘味料には① 糖アルコールと② 合成甘味料との2種類が存在している.
- 糖アルコールにはソルビトール,キシリトール,エリスリトールなどが存在し,合成甘味料としては現在わが国ではサッカリン,アスパルテーム,ネオテーム,スクラロース,アセスルファムK,アドバンテームの6種類が認可されている.
- これらによるアレルギー発症は,キシリトールでの報告が散発的にみられるものの,ほとんどがエリスリトール摂取後に生じた場合である.したがって,以降エリスリトールアレルギーに特化して話を進めていく.

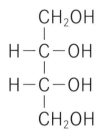

[図1] エリスリトールの構造式

エリスリトールとは，分子量はわずか 122.12 Da であり，環状
構造を有さない直線状鎖状構造の糖アルコールである.（月刊バ
イオインダストリー. 2019; 26: 80-2[1] より）

2　臨床像

- エリスリトールの構造は，[図1]に示す如く，分子量わずか 122.12 Da の環状
  構造を有さない直線状鎖状構造の糖アルコールである[1].

- そのため，本来はアレルギー反応を生じにくい物質であると考えうる．しかし，
  ハプテンとして作用し，生体内においてタンパク質と結合することで抗原性を
  発揮するとの機序が推測されており，現実的にはエリスリトールアレルギーの
  報告は多く認められている．

- 臨床症状は即時型アレルギーの機序によって発症し，軽微な場合には蕁麻疹な
  どの皮膚症状に限局されるものの，重篤な場合には呼吸困難，血圧低下，意識
  障害などのアナフィラキシー症状を呈するケースも生じうる．

3　病態の特徴

- 著者は，エリスリトールアレルギーの臨床的特徴を解析する目的で，2000 年か
  ら 2022 年までの間に報告されたエリスリトールアレルギー 39 症例の集計を施
  行し，報告した[2].

- その結果，エリスリトールアレルギーの臨床的特徴として，① ほぼ全例が日本
  人における発症である，② 特に近年，小児による発症例が多い，点があげられ
  た．

- ①に関しては，既報告 39 例中実に 37 例が日本人における発症であり，他の 2
  例はスペイン人，韓国人各 1 例であった．

- 日本人に好発する理由として，エリスリトールは米国では 1997 年に，ヨーロッ

パでは 2003 年に認可されたが，日本では世界に先駆けて 1990 年に認可されており，エリスリトール摂取期間が長いことの関与が考えられた[3].

- ②については，発症年齢は 5～61 歳に及び平均年齢は 18.5 歳であったが，年齢が明記された 38 例中，15 歳未満の発症が 22 例認められた．ただし，若年者における発症が多いという点からは，摂取期間が長いために日本人に好発しやすいとの上記の見解は否定的となる．

4 診断のポイント

- 即時型アレルギーの機序で発症するが，特異的 IgE 抗体の検査項目は存在しないため，検査は通常は詳細な病歴の聴取をもとに，① プリックテスト，② 皮内テスト，③ 内服誘発試験，の順に進めていく．
- しかし，エリスリトールアレルギーの場合にはプリックテストでの陽性率が低いとの難点が存在しており，著者らもプリックテストを可能な限りの最高濃度まで高めて施行したものの陽性所見は得られなかった症例を経験した[4].
- 上記の集計[2] においても，プリックテストの結果は陽性 12 例，陰性 19 例と，陰性例のほうが多かった．したがって，エリスリトールアレルギーを疑った際には，たとえプリックテストの結果が陰性であっても本症である可能性を否定することはできない．

5 管理の実際

- エリスリトールアレルギーとの診断が確定した場合には，以降厳格にエリスリトールの摂取を避けることが必要となる．
- 現在の法律では，エリスリトールを二次原料として使用した場合には表示義務はないとの問題点が存在しており，そのためたとえエリスリトールアレルギーとの診断が確定したとしても，二次原料としてエリスリトールを含む食品の摂取に関して確実な予防の術がないということになる．
- 清涼飲料水を中心に各種の飲料，和洋の菓子類，また低カロリーをうたった健康食品などで使用されている可能性があり，これらについて回避の指導を行う．
- 特にアナフィラキシーを呈したケースでは，アドレナリン自己注射（エピペン®）の導入を検討する．

参考文献

1) エリスリトール. 月刊バイオインダストリー. 2009; 26: 80-2.
2) 原田 晋. エリスリトールアレルギー〜開業医の掟を破って, 誘発試験を施行した症例〜. MB Derma. 2023; 332: 63-71.
3) 萬木 晋, 佐藤ひろ美, 世間瀬基樹, 他. 天然甘味料エリスリトールアレルギーの1例. 小児科. 2013; 54: 1555-9.
4) 原田 晋, 道上幹子, 工藤比等志. プリックテストで診断をなしえなかった甘味料エリスリトールによるアナフィラキシーの1例. 皮膚臨床. 2014; 56: 1253-7.

〈原田　晋〉

4

知っておくべき大人の食物アレルギー

11 全身型金属アレルギー

エッセンス

 全身的に摂取された金属によりアレルギーを起こす病態を，その接触感作の有無にかかわらず，全身型金属アレルギーとよんでいる．

 皮膚症状は，汗疱状湿疹，亜急性痒疹，多形慢性痒疹，貨幣状湿疹，掌蹠膿疱症，扁平苔癬，pseudo-atopic dermatitis，紅皮症などを示す．

 金属によるパッチテストが簡便であるが偽陰性を示すことがあり，通常，多く含むものを摂取することによる増悪，制限による軽快で診断する．

 ニッケル，コバルト，クロムが主なアレルゲンで，チョコレート，コ コア，豆類，香辛料，貝類，レバー，胚芽など，多く含まれるものについて摂取制限を行う．

1 概念

- 金属アレルギーの一部の患者では，食事や歯科金属に含まれ，口腔粘膜や消化管より体内に吸収される微量金属によりさまざまな発疹が惹起される[1,2]．

- 接触感作が成立した個体にそのアレルゲンが経皮的以外の経路で吸収されて発症するものが，以前から systemic contact-type dermatitis[3] と定義されていた．

- しかし金属のパッチテストが陰性にもかかわらず，内服テストで陽性を示す症例も報告されており[4]，われわれは全身的に摂取された金属によりアレルギーを起こす症例を接触感作の有無にかかわらず，全身型金属アレルギーとよぶことを提唱してきた[1,2]．

[表1] 金属制限食指導表（金属を多く含む食品）

	ニッケル	コバルト	クロム
豆類	全て	全て	全て
木の実	全て	全て	全て
穀類	玄米，ソバ，オートミール	玄米，ソバ，オートミール	玄米，ソバ，オートミール
肉類	肝臓	肝臓	肝臓
魚介類	牡蠣，貝	牡蠣，貝	牡蠣，貝
香辛料	全て	全て	全て
飲み物	ココア，ワイン	ココア，ビール，	ココア
菓子	チョコレート	チョコレート	チョコレート
嗜好品	タバコ		
薬剤	大黄末		

1. 水道水は流し始めの5分間は使用しないこと.
2. 缶詰食品，缶詰飲料は摂取しないこと.
3. 調理器具にステンレス製品やメッキ製品の使用は避けること.
4. 必須金属も含まれるため，必ず医師の指導のもとに制限食を行うこと.

2 臨床像

- 金属に全身型アレルギーを有する患者では，その金属が生体内に吸収されることにより，汗疱状湿疹，亜急性痒疹，多形慢性痒疹，貨幣状湿疹，掌蹠膿疱症，扁平苔癬，pseudo-atopic dermatitis，紅皮症などを発症もしくは増悪し，その摂取の制限により軽快する[1,2,5].

3 病態の特徴

- ニッケル，クロム，コバルトなどはチョコレート，ココア，豆類，香辛料，貝類，レバー，胚芽などに多く含まれる［表1][1].
- 一方歯科金属はパラジウム，金，水銀，錫などを含有することが多く，歯列矯正用にはニッケル，クロム，コバルトが含まれることが多い.
- これらの金属は経皮，経粘膜，経腸管あるいは経気道経路で吸収され，汗，乳汁，涙，尿そして糞便中に排泄される[6].掌蹠は汗管が最も密に分布し汗中の金属濃度が最も高い部位とされ[6]，全身型金属アレルギーの好発部位として掌蹠が重要であることに関連すると考えられる.

JCOPY 498-02616

4 診断のポイント

1）パッチテスト

- パッチテストは簡便なスクリーニングとして第一選択である．しかしパッチテスト陽性を示す症例のうち，全身型金属アレルギーを示す症例は一部のみであること，一部にパッチテスト陰性を示す症例があること[4]から，最善の診断法ではない．パッチテストパネル®S（佐藤製薬）には硫酸ニッケル，塩化コバルト，重クロム酸カリウム，金チオ硫酸ナトリウムの4種類の金属アレルゲンが含まれている．そのほか鳥居薬品社製金属アレルゲンが国内で購入できる．

2）金属内服テスト[7]

- 金，水銀，ヒ素，白金，鉛，カドミウム，アンチモンなどの汚染金属は全身投与テストの報告は少なく，有害な可能性もある．ニッケル，クロム，コバルトなど必須金属も，一定量を内服しても腸管より吸収される量はわずかで，吸収量には個人差があるとともに同一個人でも食事による影響を受けやすい[7]．
- そこで金属塩を負荷する代わりに，チョコレート，大豆シチュー，オートミールなど平均食の5倍量相当の金属を含有する食事を4日間連続負荷することで，血液中および尿中ニッケル濃度の上昇を認めるとともに皮疹誘発をみたとする報告[8]があり，われわれも金属を多く含む食事による皮疹の増悪，制限による軽快を繰り返し観察し，金属塩内服テストの代替としている[7]．

5 管理の実際

- ニッケル，クロム，コバルトなどはほとんどの食品に含まれているが，特にチョコレート，ココア，豆類，香辛料，貝類，レバー，胚芽などに多く含まれる．われわれは金属アレルゲンの種類により［表1］に基づいて摂取制限をしている．
- ニッケルメッキや質の悪いステンレス調理器具からはニッケルの溶出があり避けたほうがよい．ただし厳格すぎる金属制限食は微量元素欠乏症をきたす可能性があるため避けるべきである．
- 金属制限食を2ヵ月間続けても無効であれば中止すべきである．
- 歯科金属はパラジウム，金，水銀，錫などを含有することが多く，矯正金具や義歯床，ブリッジなどにはニッケル，コバルトも含まれる．そこで患者の口腔内に歯科金属が入っている場合，歯科を受診させ，歯科金属中に患者自身がアレルギーを有する金属が含有されているか否かにつき問い合わせる．

11

全身型金属アレルギー

参考文献

1) 足立厚子, 堀川達弥. 全身型金属アレルギー―食事制限の有効性について. 臨皮. 1992; 46: 883-9.
2) 足立厚子. 金属接触アレルギーと全身型金属アレルギーの診断について. J Environ Derrmatol Cutan Allergol. 2011; 5: 3-10.
3) Fisher AA. Systemic contact-type dermatitis. In: Fisher AA, editor. Contact Dermatitis. 3rd ed, Philadelphia: Lea & Febiger; 1986, p.119-30.
4) Veien NK, Hattel T, Justesen O, et al. Oral challenge with metal salts.(I). Vesicular patch-test-negative hand eczema. Contact Dermatitis. 1983; 9: 402-6.
5) Adachi A, Horikawa T, Takashima T, et al. Mercury-induced nummular dermatitis. J Am Acad Dermatol. 2000; 43: 383-5.
6) 米国研究協議会, 編, 和田 攻, 訳. 環境汚染物質の生体への影響 3, ニッケル. 東京: 東京化学同人; 1977; p.1.
7) Adachi A, Horikawa T. The significance, problem and method of oral provocation test in metal allergy. Environ Dermatol. 1999; 6: 74-82.
8) Nierlsen GD, Jepsen LV, Jørgensen PJ, et al. Nickel-sensitive patients with vesicular hand eczema: oral challenge with a diet naturally high in nickel. Br J Dermatol. 1990; 122: 299-308.

〈足立厚子〉

4

知っておくべき大人の食物アレルギー

12 昆虫食アレルギー

エッセンス

 昆虫には，トロポミオシンとアルギニンキナーゼが存在し，アレルゲンとなりうる．

 トロポミオシンもアルギニンキナーゼもあらゆる無脊椎動物に存在し，幅広い交差抗原性を有する．

 トロポミオシンは，甲殻亜門や軟体動物門のメジャーアレルゲンである．

 アルギニンキナーゼは，甲殻亜門のマイナーアレルゲンである．

 昆虫は，甲殻亜門・軟体動物門・ダニとの交差抗原性を有するため，これらにアレルギーをもつ場合には，昆虫食アレルギーに注意を要する．

 アニサキスや回虫とも交差抗原性を有する可能性が示唆されている．

1 概念

- 食用昆虫は，さまざまな国で動物由来のタンパク質の重要な摂取源となっており，海外では，コオロギ，ミールワーム，バッタ，アリ，タガメなどを食する文化があり，人口増加に伴う食糧の需要と供給のバランスが崩れた際の将来的な動物性タンパク質の供給源として注目されている．
- 本邦でも一部の地域では，伝統的にコオロギ，イナゴ，カイコの蛹，セミ，ハチの幼虫などを食する文化がある．
- 一方で，昆虫食によるアレルギー症状の出現も報告されており，摂食にあたっては注意が必要となる．

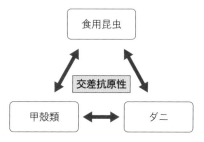

［図 1］食用昆虫アレルギーの概要

- 昆虫食におけるアレルゲンとしては，トロポミオシンとアルギニンキナーゼが報告されている[1]．
- トロポミオシンもアルギニンキナーゼもあらゆる無脊椎動物の筋肉内に存在する汎アレルゲンであり，異種間でも相同性の高いアミノ酸配列を共有しているため，幅広い交差抗原性を有する［図 1］．
- 食用か否かにかかわらず，各昆虫間でのトロポミオシンのアミノ酸配列一致率は高く，昆虫食アレルギーを有する場合には，あらゆる食用昆虫においてアレルギーを呈する可能性が高い．
- トロポミオシンは，甲殻亜門（以下甲殻類）や軟体動物門（以下軟体類）のメジャーアレルゲンであり，甲殻類間や甲殻類-軟体類間だけでなく，六脚亜門（以下昆虫類）のゴキブリ，コオロギ，バッタや鋏角亜門のダニとの交差抗原性をもつ[2]［図 2］．
- アルギニンキナーゼは，甲殻類のマイナーアレルゲンである．
- エビ，カニといったいわゆる甲殻類やイカ，タコ，貝類といったいわゆる軟体類にアレルギーを有する場合には，食用昆虫を摂食した際にアレルギー症状を呈する可能性があり，注意を要する[3~6]．

2　臨床像

- 昆虫食アレルギーの臨床像は，一般的な食物アレルギーにおける即時型アレルギー反応と同様であり，アナフィラキシーなどの重篤なアレルギー症状の誘発も報告されている．

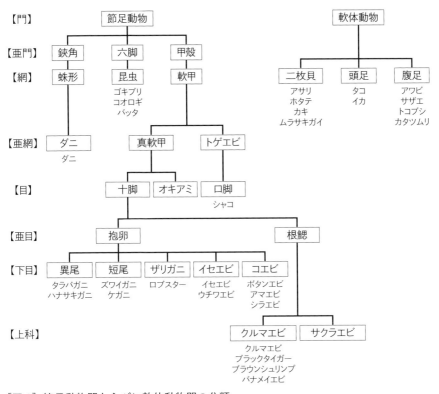

[図2] 節足動物門ならびに軟体動物門の分類

(松井照明. 甲殻類・貝類. 日本小児アレルギー学会誌. 2020; 34: 408-18[2] より)

3 病態の特徴

- 昆虫は，甲殻類，軟体類以外にもダニ，アニサキス，回虫とも交差抗原性を有することが示唆されている[7,8].

- 昆虫類の一種であるチャバネゴキブリのトロポミオシン（Bla g 7）は，吸入により感作されるダニのトロポミオシン（Der p 10, Der f 10）や甲殻類の一種であるブラウンシュリンプ，ブラックタイガーのトロポミオシン（Pen a 1, Pen m 1）と高いアミノ酸配列一致率を有するため，甲殻類だけでなく，ダニアレルギーがある場合にも食用昆虫の摂食に注意を要する [表1].

- また，アメリカゴキブリのアルギニンキナーゼ（Per a 9）が，ダニのアルギニンキナーゼ（Der p 20）やブラックタイガーのアルギニンキナーゼ（Pen m 2）と高い交差抗原性を示すことも報告されている[9~11] [表1].

［表 1］昆虫とその他節足動物門におけるトロポミオシンおよびアルギニンキナーゼの
アミノ酸配列の相同性

a）トロポミオシンアミノ酸配列の相同性

	チャバネゴキブリ（Bla g 7）
甲殻類（Pen a 1, Pen m 1, Exo m 1, Mac r 1, Cha f 1 など）	80〜83%
軟体類（Oct v 1, Tod p 1 など）	55〜62%
イエダニ（Der p 10, Der f 10）	57〜65%
アニサキス（Ani s 3）	69%

b）アルギニンキナーゼアミノ酸配列の相同性

	アメリカゴキブリ（Per a 9）
甲殻類（Pen m 2）	83%
イエダニ（Der p 20）	75%

（Faber MA, et al. Shellfish allergens: tropomyosin and beyond. Allergy. 2017; 72: 842-8[10] より）

- エビアレルギー患者における他甲殻類や軟体類摂食時の症状誘発率は，カニ 64.7%，イカ 17.5%，タコ 20.3%，ホタテ 19.6% と報告されているが，食用昆虫摂食による症状誘発率は報告がなく，不明である[12].

4　診断ポイント

- 食用昆虫に対するアレルギー検索に定められた方法はなく，昆虫および交差抗原性をもつ甲殻類，軟体類，アニサキス，回虫などに対する I 型アレルギーを証明するため，血液検査での特異的 IgE 測定ならびに必要に応じて実物や診断用アレルゲンエキスを用いたプリックテストを施行する.
- 血液検査でこれらのトロポミオシンに対するアレルゲンコンポーネント特異的 IgE が測定できることが望ましいが保険診療では測定できないため，一般的に測定可能な粗抽出アレルゲン特異的 IgE であるゴキブリ，ガ，エビ，ロブスター，カニ，イカ，タコ，アニサキス，回虫などを適宜検索する.

5　管理の実際

- 食物アレルギー治療の原則は，原因食物の回避と対症療法である.
- 誤食し，アナフィラキシー症状を呈する場合には，一般的なアナフィラキシー治療に準じた対応を行い，速やかにアドレナリン 0.1% 筋肉注射を施行する.

参考文献

1) Ribeiro JC, Cunha LM, Sousa-Pinto B, et al. Allergic risks of consuming edible insects: a systematic review. Mol Nutr Food Res. 2018; 62. doi: 10.1002/mnfr.201700030.
2) 松井照明. 甲殻類・貝類. 日本小児アレルギー学会誌. 2020; 34: 408-18.
3) Papia F, Bellia C, Uasuf CG. Tropomyosin: a panallergen that causes a worldwide allergic problem. Allergy Asthma Proc. 2021; 42: e145-51.
4) Marchi LD, Wangorsch A, Zoccatelli G. Allergens from edible insects: cross-reactivity and effects of processing. Curr Allergy Asthma Rep. 2021; 21: 35.
5) Jeong KY, Park JW. Insect allergens on the dining table. Curr Protein Pept Sci. 2020; 21: 159-69.
6) Ruethers T, Taki AC, Johnston EB, et al. Seafood allergy: a comprehensive review of fish and shellfish allergens. Mol Immunol. 2018: 100: 28-57.
7) 福永 淳, 千原俊也, 原田 晋, 他. 甲殻類, 軟体類, アニサキス, 回虫, ゴキブリ, ダニ間の交叉反応性が疑われたアナフィラキシーの2症例. 皮膚. 2001; 43: 67-73.
8) Pascual CY, Crespo JF, Martin SS, et al. Cross-reactivity between IgE-binding proteins from Anisakis, German cockroach, and chironomids. Allergy. 1997; 52: 514-20.
9) Martinez A, Martinez J, Palacios R, et al. Importance of tropomyosin in the allergy to household arthropods. Cross-reactivity with other invertebrate extracts. Allergol Immunopathol. 1997; 25: 118-26.
10) Faber MA, Pascal M, Kharbouchi OE, et al. Shellfish allergens: tropomyosin and beyond. Allergy. 2017; 72: 842-8.
11) Wong L, Huang CH, Lee BW. Shellfish and house dust mite allergies: is the link tropomyosin? Allergy Asthma Immunol Res. 2016; 8: 101-6.
12) 富川盛光, 鈴木直仁, 宇理須厚雄, 他. 日本における小児から成人のエビアレルギーの臨床像に関する検討. アレルギー. 2006; 55: 1536-42.

〈関谷潔史〉

索 引

索
引

大人の食物アレルギー必携ハンドブック　©

発　行　2024 年 2 月 16 日　1 版 1 刷

編著者　永田　真

発行者　株式会社　中外医学社
　　　　代表取締役　青木　滋

　　　　〒 162-0805　東京都新宿区矢来町 62
　　　　電　話　(03) 3268-2701 (代)
　　　　振替口座　00190-1-98814 番

印刷・製本 / 三和印刷 (株)　　　＜ SK・AN ＞
ISBN978-4-498-02616-2　　　Printed in Japan